Liane Schoefer-Happ · Dieter Allgaier · Cindy Wallin

Gute Haltung – tierisch stark

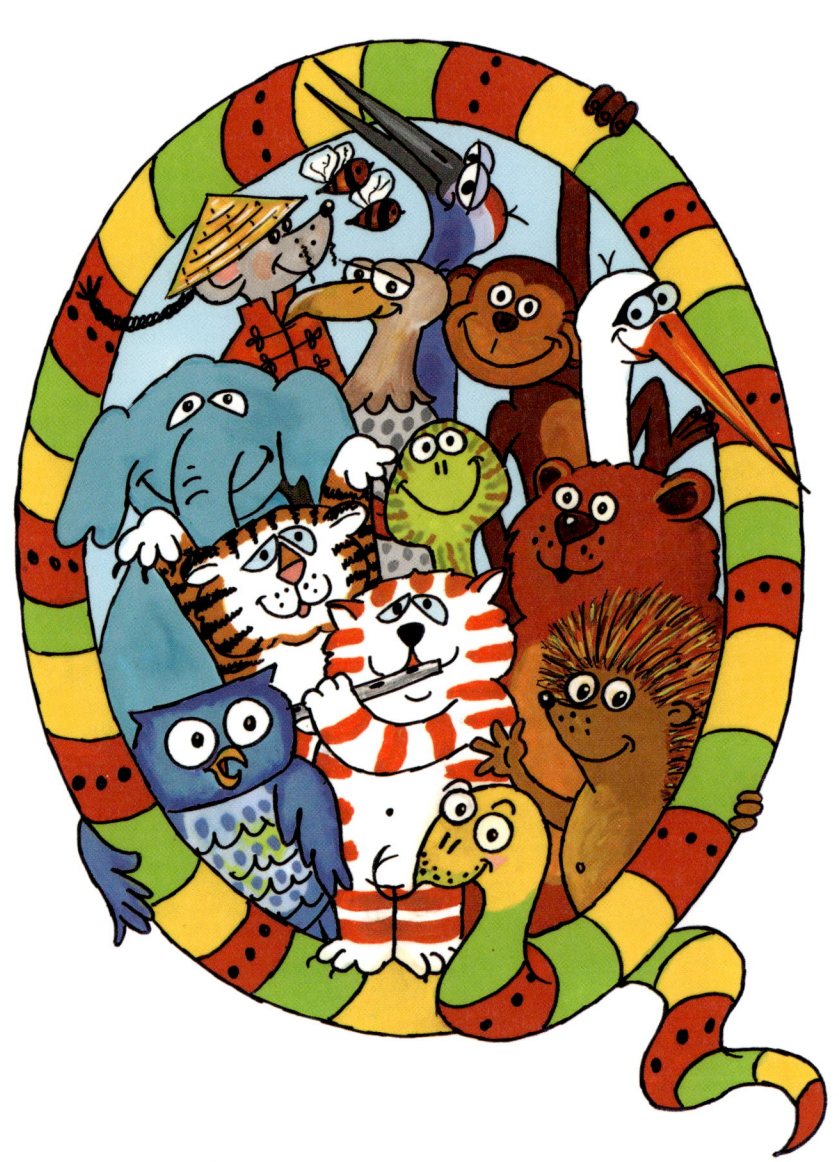

Liane Schoefer-Happ · Dieter Allgaier
Cindy Wallin

Gute Haltung
tierisch stark

Spielerische Rückenschule
mit Qigong und Taiji

*12 Übungen mit Maufuzius
und seinen Freunden*

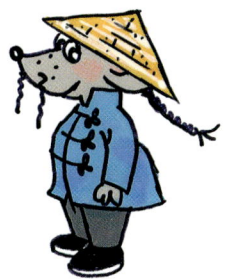

Kösel

ISBN 3-466-30455-5
© 1998 by Kösel-Verlag GmbH & Co., München
Printed in Germany. Alle Rechte vorbehalten
Druck und Bindung: Kösel Kempten
Umschlag: Elisabeth Petersen, München
Umschlagmotive: Cindy Wallin, Grünwald bei München

1 2 3 4 5 · 01 00 99 98 97

*Gedruckt auf umweltfreundlich hergestelltem Bilderdruckpapier
(säurefrei und chlorfrei gebleicht)*

Inhalt

Einleitung	9
Informationen für Eltern und Erzieher	11
Maufuzius stellt sich vor	15
Die **Katze** wacht auf	19
Der **Tiger** setzt zum Sprung an	25
Die **Schildkröte** schaut vorsichtig aus ihrem Panzer und zieht sich wieder zurück	35
Der **Bär** schaut sich um und wehrt den Feind ab	43
Die **Eule** späht im Dunkeln	51
Der **Adler** erprobt seine Schwingen	59
Der **Storch** steht auf einem Bein und putzt die Flügel	67
Der **Kranich** schreitet mit Flügelschlag	77
Der **Elefant** nimmt ein Sandbad	87
Der **Affe** hüpft herum und trommelt sich auf die Brust	95
Die **Schlange** häutet sich	103
Der **Igel** rollt sich ein	111
Die Reise durch den Urwald	119

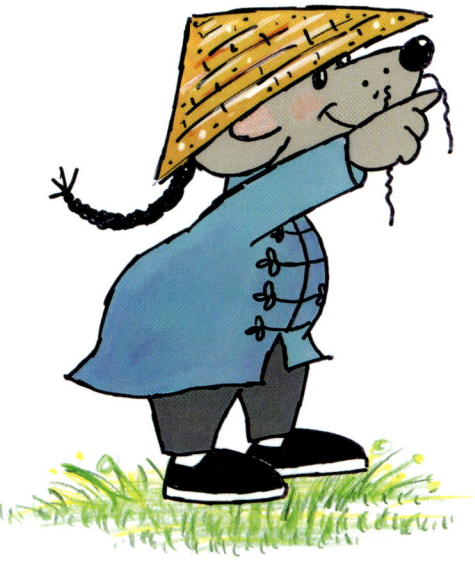

> Möchtest du lernen, mutig und stark wie ein Tiger, gelassen und kraftvoll wie ein Bär, geschmeidig wie eine Schlange und elegant wie ein Kranich zu sein?

Das ist gar nicht so schwer, wie du vielleicht denkst. Die Maus Maufuzius wird dich durch dieses Buch führen und dir zeigen, wie du das schaffen kannst. Es wird dir noch leichter fallen, wenn du die Tiere, die du kennst, in Ruhe beobachtest. Wie fühlt es sich an, wenn du eine Katze streichelst? Und wie verhält sich die Katze? Vielleicht machst du auch wieder einmal einen Ausflug in den Tierpark? Schau dir dann die Eigenart der einzelnen Tiere ganz genau an. Durch die Übungen in diesem Buch kannst du dich in das jeweilige Tier hineinversetzen und dadurch deine eigene Haltung, Kraft und Beweglichkeit entwickeln.

Wichtig: Nimm die Übungen nicht tierisch ernst, sondern übe neugierig und mit viel Freude. Falls dir einzelne Bewegungen nicht ganz klar sind, stell dir das jeweilige Tier vor und lass die Bewegung frei entstehen. Achte darauf, dass du dich nicht überanstrengst. Tiere ruhen sich nach jeder Anstrengung aus und sammeln damit neue Kraft. Wenn du dich bei einer Bewegung nicht wohl fühlst, dann kann es sein, dass du etwas nicht richtig machst. Versetze dich auch dann wieder in das Tier und verändere die Bewegung so, dass sie dir leicht fällt und du dich dabei wohl fühlst.

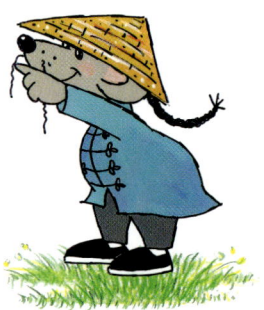

Einleitung

Die chinesischen Bewegungskünste, von der Rückenschule bis zur Kampfkunst (Kung Fu), entwickelten sich durch das genaue Beobachten der Natur. Nach einer Legende entstand das Taiji durch die Beobachtung eines Kampfes von Kranich und Fuchs. Im Gegensatz zum Menschen verlieren Tiere nie die Natürlichkeit in ihren Bewegungen. Ihre Beweglichkeit wird nicht gehemmt von Gefühlen und Gedanken. Die Bewegungen sind sparsam, mit so wenig Anstrengung wie möglich, doch voller Anmut, Eleganz und Kraft. Auch bei uns sind in Märchen und Fabeln schon immer die speziellen Eigenarten einzelner Tiere auf den Menschen übertragen worden. Durch die Identifikation mit den Tieren wird nicht nur der Körper, sondern auch die Persönlichkeit gestärkt. Kinder suchen sich meist sehr schnell die Tierbewegungen aus, die ihnen in ihrer Eigenart besonders gut tun. Bei der Übungsauswahl haben wir darauf geachtet, dass die Übungen leicht zu erlernen sind und dem neuesten Wissensstand in der Rückenschule entsprechen. Neben der Kräftigung und der Förderung der Beweglichkeit ist es ein großes Anliegen dieser Rückenschule, den Kindern ein Gefühl für eine natürliche Haltung und fließende Bewegungsabläufe zu vermitteln. Fehlhaltungen können ausgeglichen werden und die Persönlichkeit der Kinder wird gestärkt.

Qigong ist ein wichtiger Bestandteil der chinesischen Medizin, die eine jahrtausendealte Tradition hat und im Taoismus wurzelt. Zusammen mit einer ausgewogenen Ernährung und einer Maß haltenden Lebensführung ist Qigong der aktive Teil der Behandlungsmethode, also die Selbsthilfe.

Qigong-Übungen sind zumeist leicht erlernbare Übungen, die entweder in Ruhe – im Sitzen oder Stehen – oder mit einfachen langsamen Bewegungen und ruhiger Atmung ausgeführt werden. In China hat diese Art der Selbsthilfe lange Tradition.

Qi ist die Lebenskraft, die auf bestimmten Bahnen im Körper fließt und uns mit der Umwelt verbindet. Qigong bedeutet also Arbeit an der Lebensenergie und stellt somit einen Überbegriff dar, ähnlich wie »Musik«. Es gibt ganz kleine und einfache Qigong-Übungen und sehr lange und schwierige, wie das Taijiquan. Manche Übungen sind still, langsam, schnell oder kraftvoll, dienen »nur« der Gesunderhaltung oder der Heilung, andere dem Zweck der Selbstverteidigung. Dabei werden Waffen (Stöcke oder Schwerter) verwendet. Immer dient Qigong der Erhaltung, Verbesserung und Verlängerung des Lebens.

Qigong kann helfen, zum Ursprung zurückzufinden, das heißt, wieder zu spüren und zu tun, was für jeden persönlich gut und richtig ist. Die eigene Natürlichkeit kann wieder begriffen werden und die Bewegungen können so ausgeführt werden, dass alle Gelenke geschont und Fehlhaltungen korrigiert werden. Atem und Bewegung kommen in Einklang, die Vorstellungskraft wird geschult.

Informationen für Eltern und Erzieher

Kinder brauchen Bewegung. Bewegung ist die direkte Antwort auf Bewegungsreize aus ihrer Umgebung. Je vielseitiger und interessanter die Reize sind, umso mehr Bewegung entsteht. Bewegung ist auch Ausdruck kindlicher Lebensfreude, Neugier und der Freude am Ausprobieren. Kinder erobern gerne ihre Umgebung und haben Spaß am spielerischen Lernen. Leider unterliegt der Lebensraum der meisten Kinder heute starken Einschränkungen. Der Straßenverkehr hat so zugenommen, dass spontanes Spielen gar nicht mehr möglich ist, und bereits die Kleinsten haben einen voll verplanten Tagesablauf: Kindergarten, Spielgruppe, Ballett, Musikschule usw. Aber auch viele Eltern fühlen sich durch ihre Lebenssituation überfordert. Weil sie ein starkes Bedürfnis nach Ruhe haben, ist die Versuchung groß, die Kinder durch Konsumangebote »ruhig« zu stellen. Und die zunehmenden Erwartungen vonseiten der Gesellschaft an die Kinder führen dazu, dass sie das Gefühl haben, tagaus, tagein nur noch zu lernen und dem auf sie ausgeübten Leistungs- und Erwartungsdruck, dem sie sich nicht entziehen können, nachgeben zu müssen.

Die Folge ist, dass Reize, die den Bewegungsdrang des Kindes anregen, immer weiter abnehmen. Dies führt zu einem Bewegungsmangel, der sich folgenschwer auswirkt. Jeder zweite Erstklässler leidet unter Sehfehlern, Fußschäden, Sprachstörungen, Haltungsschäden, motorischen Schwierigkeiten, Allergien oder Übergewicht. Wie aber kann man für die krank machenden Lebensumstände einen Ausgleich finden? Mit einer Bewegungsschulung, die sich an motorischen Defiziten orientiert und die darauf abzielt, diese mithilfe einer isolierten Funktionsförderung zu beheben, wird man den Kindern nicht gerecht. Deswegen nicht, weil die Verbindung einzelner Entwicklungsbereiche (motorische, geistige und seelische) dabei unbeachtet bleiben.

Außerdem würden die Kinder freiwillig an so einer Bewegungsschulung nicht teilnehmen, weil sie ihnen weder Spaß machen noch Lust bereiten würde. Der Begriff Training oder Übung ist ihnen völlig unverständlich. Erwachsene sind ihnen dabei nicht unähnlich. Wer Körperübungen betreibt, nur weil sie »gesund« sind, hört bald wieder damit auf. Die Vermittlung von Lerninhalten sollte beiläufig geschehen und das Erlernte sollte das Ergebnis eines schönen Erlebnisses und quasi ein angenehmer Nebeneffekt sein.

Kinder lernen
– über die Sinneswahrnehmung
– durch Nachahmung
– durch Tun und Experimentieren
– durch Versuch und Irrtum.

Unsere Bewegungsschulung orientiert sich am kindlichen Lernen. Wir möchten den Kindern einen Experimentier- und Erfahrungsraum für ihre eigenen Bewegungsmöglichkeiten eröffnen. Indem sich das Kind mit den einzelnen Tieren identifizieren kann, wird es zur Nachahmung der Tierbewegungen angeregt. Spannende Geschichten versetzen die Kinder in eine sie faszinierende Welt. Alle Geschichten werden mit gezielten Anregungen und verschiedenen Bewegungsvorschlägen verknüpft. Außerdem greifen die Geschichten häufige Probleme aus dem Alltag der Kinder auf und bieten Lösungsmöglichkeiten an. Bei den Bewegungsvorschlägen handelt es sich nicht um fest fixierte Anleitungen. Sie können immer den individuellen Bedürfnissen eines einzelnen Kindes oder einer Gruppe angepasst werden, und die Kinder haben die Möglichkeit, sie selbst weiterzuentwickeln und ihre eigenen Bewegungen zu »erfinden«.

Es sollen keine bestimmten »schulischen« Bewegungsmuster eingeübt werden; wir möchten vielmehr ihre Körperwahrnehmung fördern, ihre Lust an der Bewegung wecken und ihnen dadurch später den Einstieg in die motorische Bewegungsschulung (Sport, Ballett) erleichtern. Der spätere

Lernerfolg der Kinder hängt nicht so sehr davon ab, wie stark einzelne Fähigkeiten und Fertigkeiten gefördert wurden, sondern inwieweit sie sich ihre Neugierde und Motivation bewahrt haben, um auch später noch Spaß am Lernen haben zu können.

Wichtig: Es lohnt sich, sich die Zeit zu nehmen und zusammen mit den Kindern den Tierbewegungen nachzuspüren. Weniger ist dabei mehr. Um ein Tier lebendig werden zu lassen, um alle Sinne anzuregen und um ein paar Sachen auszuprobieren, bedarf es Zeit. Es ist besser, ein oder zwei Tiere intensiv zu »erleben«, als alle 12 »durchzuüben«. Wenn Sie im Freien sind, ist es schön, die Umgebung und die Pflanzen mit in das Geschehen einzubeziehen. Das Beobachten einer Katze oder ein Zoobesuch können Anregungen geben. Basteln zum Thema oder das Mitbringen von Utensilien, wie z.B. eine Kassette mit Tiergeräuschen oder ein Fell, können helfen das Interesse zu wecken. Tiere haben auch eine Sprache. Lassen Sie die Kinder die Laute eines Tieres nachahmen, z.B. des wütenden und des schmusigen Tigers. Es wird Ihnen sicher selbst noch einiges dazu einfallen. Wir hoffen, dass wir mit diesem Buch nicht nur den Kindern, sondern auch Ihnen Freude bereiten.

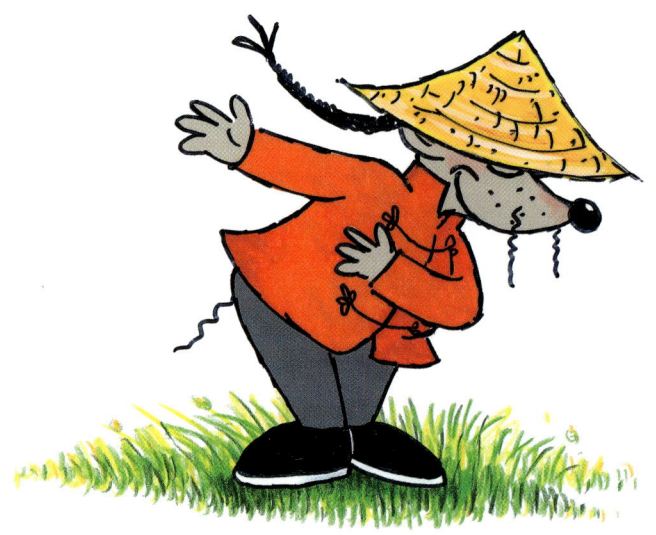

Maufuzius stellt sich vor

Hallo, liebe Kinder, mein Name ist Maufuzius. Wie ihr schon an meinem Namen hören könnt, kommen meine Vorfahren aus China. Ich möchte euch in diesem Buch die geheimen Übungen meines Großvaters vorstellen. Dank dieser Übungen wurde ich zu einer mutigen und starken Maus. Aber lasst mich erst einmal der Reihe nach erzählen.

Meine Familie und ich sind Untermieter bei einer Menschenfamilie, die in einem schönen alten Haus am Waldrand lebt. Das Haus steht in einem großen Garten mit vielen Schuppen, Gemüsebeeten, alten Bäumen und einem Baumhaus. Hier können auch Mäuse gut leben, denn die Frau hat keine Angst vor uns, der Mann stellt keine Mausefallen auf, und die Kinder Marius, Jonas und Tanja haben immer ein paar Leckerbissen für uns übrig. Nur vor dem Kater müssen wir uns in Acht nehmen. Als ich noch eine ganz kleine Maus war, hatte ich schreckliche Angst vor ihm, und die ganze Welt erschien mir riesig und bedrohlich. Deshalb nannten mich alle Mausi. Wie ihr euch sicher vorstellen könnt, hat mich das ganz schön geärgert! Ich hatte schon gar keine Lust mehr, aus meinem Mauseloch herauszukommen, um mit den anderen Mäusen zu spielen.

Mein Leben änderte sich von Grund auf, als mein Großvater zu Besuch kam. Man erzählte sich viele wundersame Dinge über meinen Großvater. Ich hielt alles für Seemannsgarn, da ich von meinen Eltern wusste, dass er mit einem großen Schiff aus China kam. Erst als ich mit eigenen Augen sah, dass er keine Angst vor unserem Kater hatte, wurde ich neugierig. Bei der nächsten Gelegenheit fragte ich ihn nach seinem Geheimnis. Und er erzählte mir viel aus seinem Leben.

Er stammt noch direkt aus China und lebte dort lange Zeit als Untermieter bei einem Kung Fu Meister. Zum Glück sind Mäuse klein, so konnte er heimlich den Meister beim Unterricht beobachten und alle Geheim-

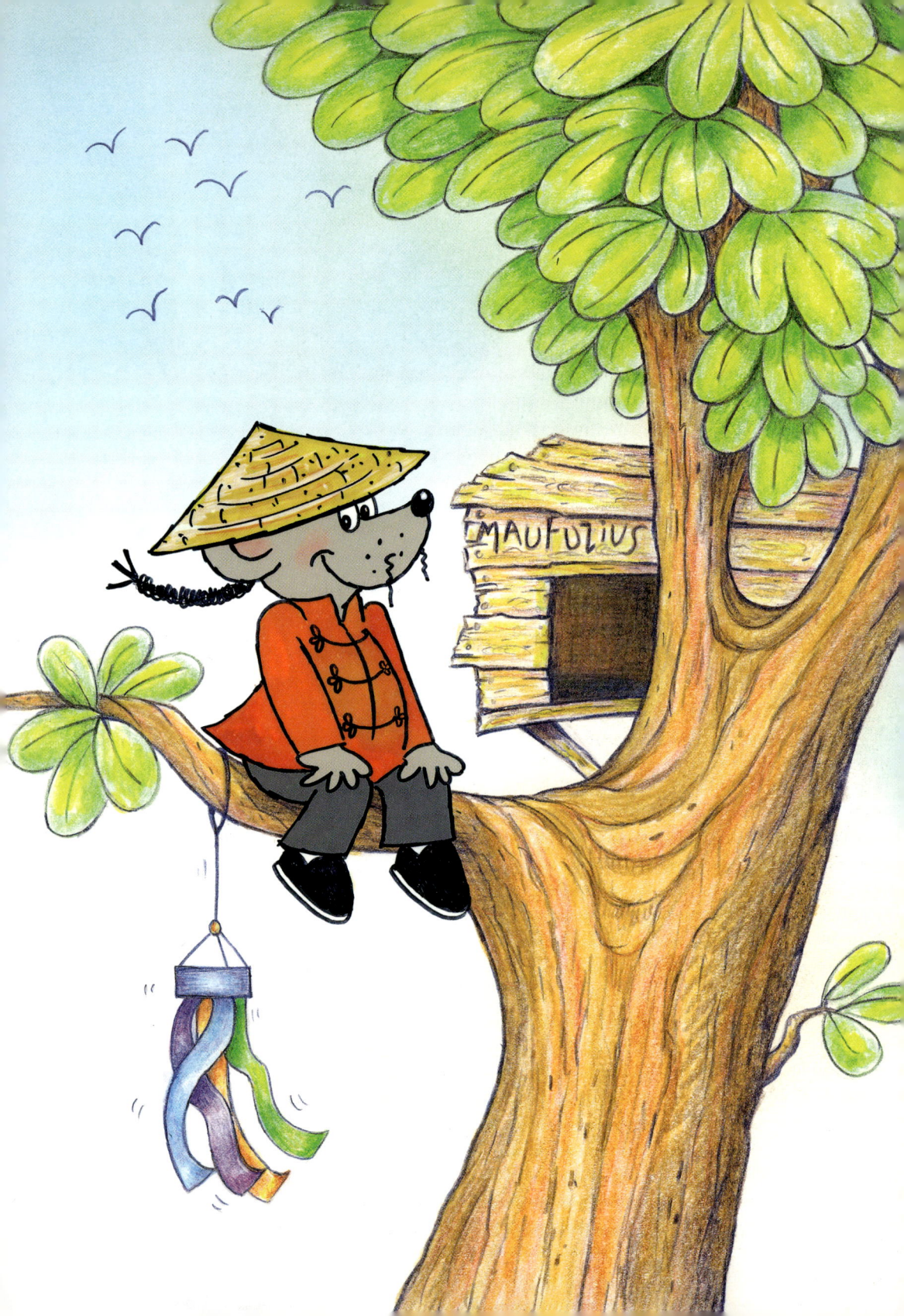

nisse des Kung Fu ergründen. Kung Fu ist die Kunst, in allen Situationen eine gute Haltung zu bewahren und in der Not sich selbst und andere mutig zu verteidigen. Die Menschen lernen dabei viel von verschiedenen Tieren. Auch mein Großvater erwarb sich diese Fähigkeit. Er schaute den Tieren ganz genau zu. Dann übte er solange, bis er sich ebenso fühlte und bewegte wie das beobachtete Tier. Als mir mein Großvater davon erzählte, konnte ich mir das gar nicht vorstellen, aber ich wollte es doch einmal ausprobieren. Von nun an übte mein Großvater jeden Tag mit mir. Ich musste fleißig sein, aber wir hatten auch viel Spaß dabei. Nach und nach lernte ich alle Übungen von ihm. Natürlich habe ich immer noch Angst vor dem Kater, wenn ich ihn sehe. Wenn ich mir aber vorstelle, ich wäre ein Tiger, fühle ich mich gleich viel besser, und es gelingt mir meist, unbemerkt an ihm vorbeizuschleichen.

Als ich meinen Großvater fragte, warum die Übungen denn geheim sind, erklärte er mir, dass nur diejenigen, die genügend Phantasie haben, die Übungen erlernen können. Für alle anderen bleiben sie ein ewiges Geheimnis. Bevor mein Großvater wieder auf Reisen ging, wandelte er meinen Namen noch um in Maufuzius, was so viel heißt wie »schlaue mutige Maus«. Er hinterließ mir seine Übungsjacke und seinen chinesischen Hut.

Weil das Üben allein manchmal langweilig ist, zeigte ich die Übungen meinen Freunden Marius, Jonas und Tanja, und wenn ihr Lust habt, übt doch einfach mit. Vielleicht könnt ihr ja durch das Beobachten von Tieren auch selbst ein paar neue Übungen erfinden und weitergeben?

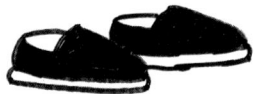

Die Katze wacht auf

Informationen für Eltern und Erzieher: *Diese Übung verbessert die Beweglichkeit und Geschmeidigkeit der Wirbelsäule und macht munter. Sie löst Verkrampfungen in der Muskulatur von Armen, Beinen und Rücken, so dass auch Rückenschmerzen gelindert werden. Außerdem wird der Gleichgewichtssinn gestärkt. Gähnen Sie oft und ausgiebig mit Ihrem Kind. Das Gähnen mit offenem Mund dehnt und entspannt das Zwerchfell in optimaler Weise. Wenn dazu noch alle Glieder gestreckt werden und das Ausatmen mit lauten Tönen verbunden wird, erhöht sich die entspannende Wirkung.*

Vom Kater lernen

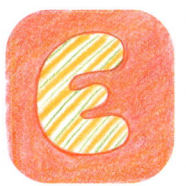

ines Morgens kam mein Freund Marius nach dem Frühstück zu mir in den Garten und brachte mir ein Stück Käse mit. Wir saßen auf dem Geländer der Holzterrasse und ließen uns die Morgensonne auf die Nase scheinen. Marius sah immer noch sehr müde aus. Er erzählte mir, wie furchtbar er es findet, jeden Morgen so früh aufzustehen: Zähne putzen, anziehen und dann frühstücken. Das gehe ihm alles viel zu schnell und er habe kaum Gelegenheit, richtig wach zu werden. Das war der richtige Zeitpunkt für unsere erste Lektion. Ich fragte ihn: »Möchtest du wissen, wie du morgens wach und fit werden kannst, dann schau dich einmal genau im Garten um.«

Vor uns lag die große Wiese. Links waren die Obstbäume und die Gemüsebeete, auf der anderen Seite war ein Blumenbeet, von dem ein süßer Duft herüberwehte. Viele bunte Schmetterlinge taumelten über den Blüten, und die Luft war voll vom Summen der Bienen. An einem Spinnennetz glitzerten die letzten Tautropfen in der Sonne wie Diamanten. Unter drei großen Sonnenblumen lag der Kater und döste. Im Apfelbaum saß eine Amsel und sang ihr allerschönstes Morgenlied, und eine große Hummel summte dem Kater um die Nase.

»Pass auf, was passiert, wenn der Kater aufwacht.« In diesem Moment setzte sich die Hummel auf die Nase des Katers. Ärgerlich schüttelte er seinen Kopf und blinzelte in die Sonne. Er sprang aber nicht gleich auf, sondern gähnte erst einmal ausgiebig. Gähnen ist ansteckend und Marius und ich mussten schon beim Zuschauen gähnen. Der Kater streckte jetzt seine Pfoten weit nach vorne aus und reckte sein Hinterteil samt Schwanz in die Luft. Dann richtete er sich auf allen vier Pfoten auf und machte einen Buckel. Danach dehnte er abwechselnd seine Hinterbeine. Er gähnte noch einmal und fing dann gemütlich an, sich zu putzen. Jetzt war er wach und stolzierte gut gelaunt in Richtung Küche, um sich dort seine Frühstücksmilch schmecken zu lassen.

Marius war ganz begeistert und wir übten danach gemeinsam ein paar Mal das »Aufwachen der Katze«. Jetzt war er wirklich wach! Marius macht diese Übung nun jeden Morgen in seinem Bett. Seitdem fällt ihm das Aufstehen sehr viel leichter.

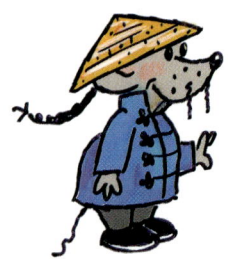

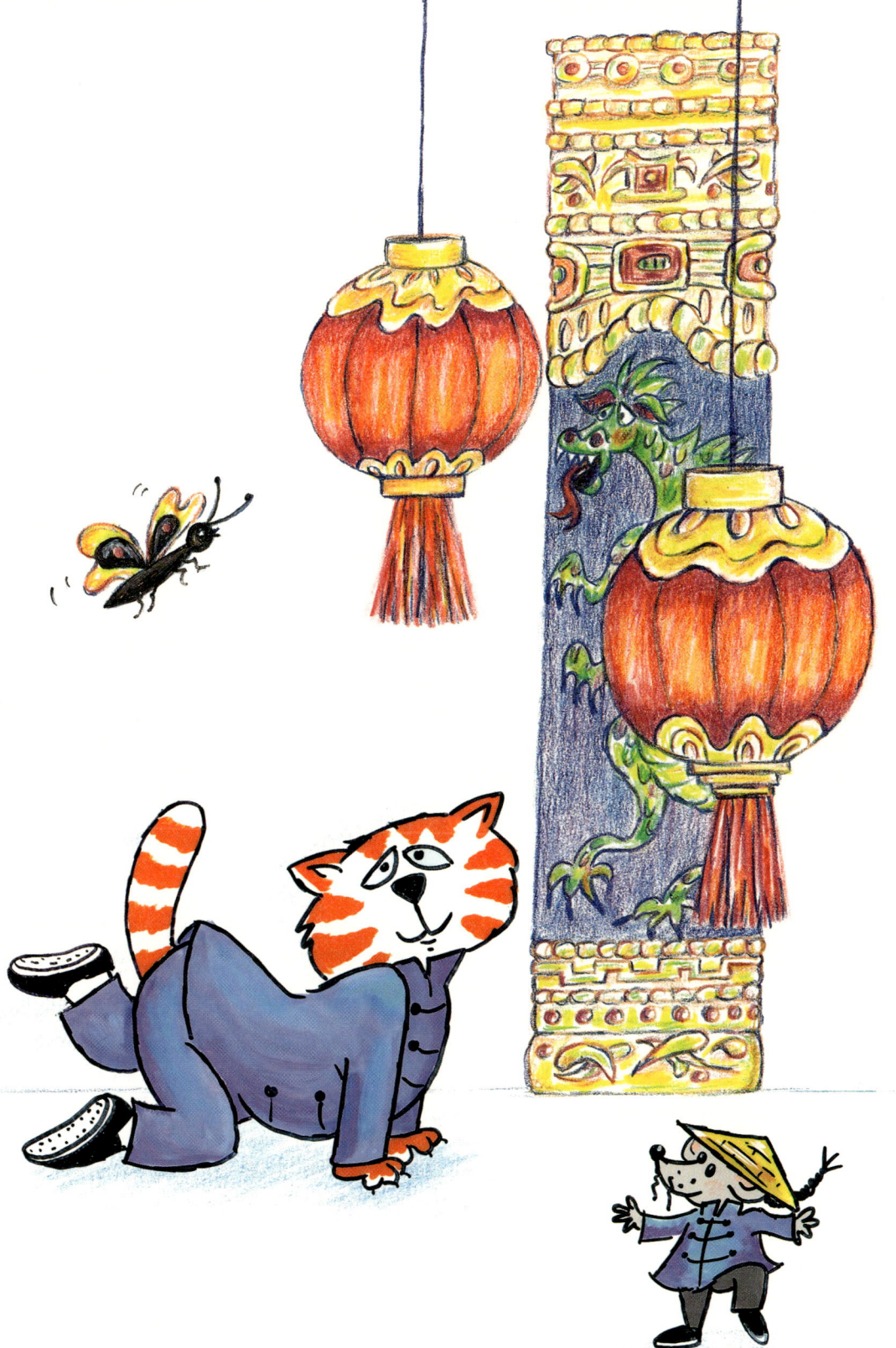

Die Katze wacht auf

Wir alle hätten gerne die Entspanntheit und die Geschmeidigkeit einer Katze! Kein Tier räkelt sich so ausgiebig, wie eine Katze nach dem Schlafen. Nach dem Aufstehen oder wenn du sehr müde bist, kannst du es machen wie eine Katze: du kannst dich räkeln, strecken, dehnen, gähnen und Grimassen schneiden, oder du machst die folgende Übung:

Grundhaltung: Vierfüßlerstand.

Knie dich auf den Boden und beuge dich nach vorne. Die Unterarme liegen dann vor den Knien auf dem Boden. Entspanne den Nacken wie eine schlafende Katze.

Nun streckt sich die Katze: Hebe den Kopf und strecke die Arme weit nach vorne.

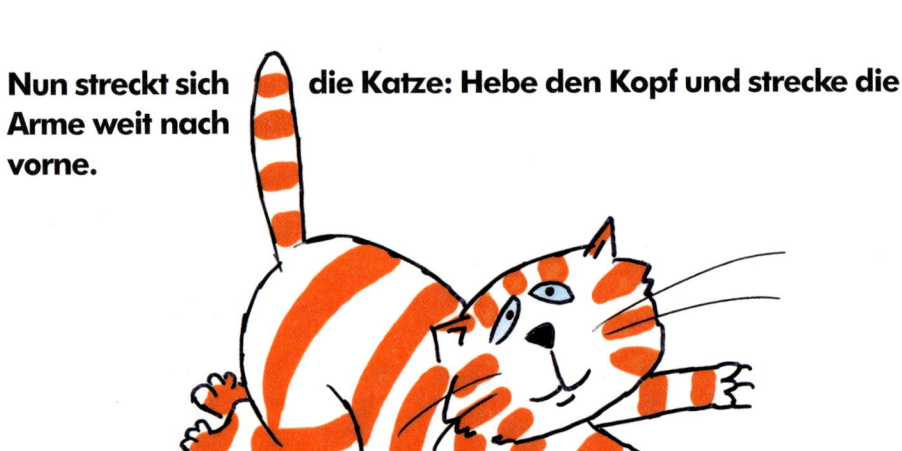

Richte dich dann in den Oberschenkeln auf und mache einen runden Katzenbuckel. Danach lässt du den Rücken ganz durchhängen. Mache das abwechselnd 3-mal.

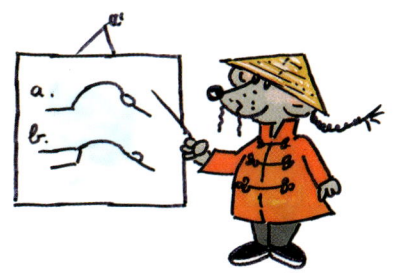

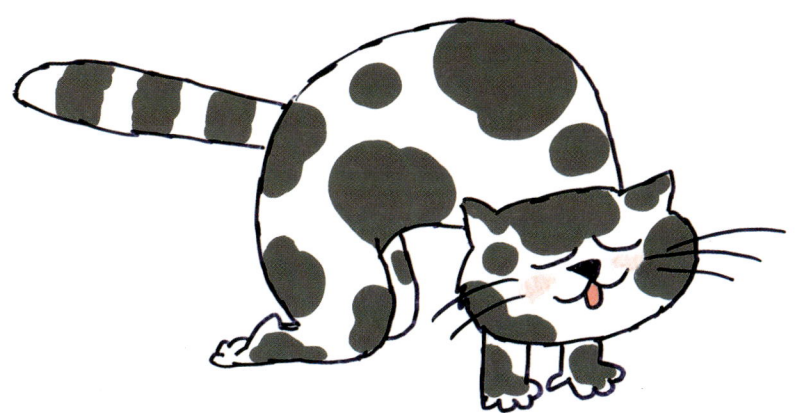

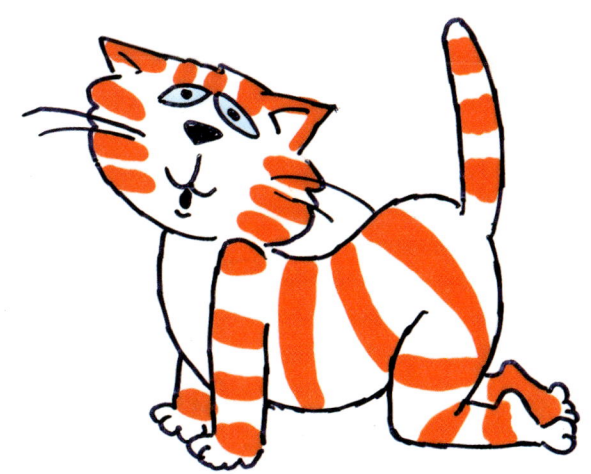

Strecke nun abwechselnd dein rechtes und dein linkes Bein nach hinten durch. 3-mal links und 3-mal rechts.

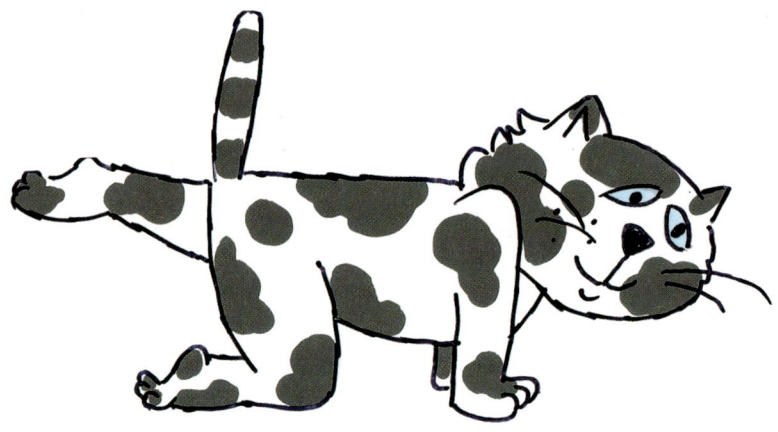

Strecke die Arme noch einmal und roll dich dann nach oben. Wenn du Lust hast, kannst du dabei kräftig gähnen.

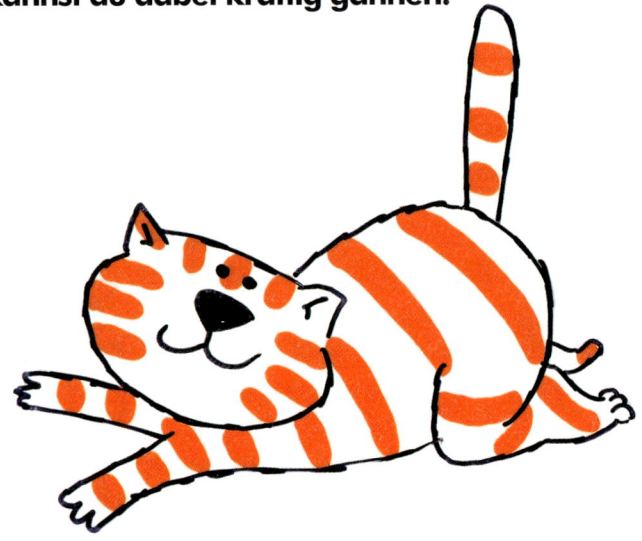

Der Tiger setzt zum Sprung an

Informationen für Eltern und Erzieher: *Diese Bewegung verbessert durch ihre Dynamik die Haltung und Beweglichkeit im Stehen. Die Wirbelsäule und die Rückenmuskulatur werden durch die spontane Anspannung und die folgende Entspannung gekräftigt. Die Durchblutung von Arm- und Beinmuskulatur wird gefördert und die Atemfunktion der Lunge durch die Aktivierung des Zwerchfells angeregt.*

Der Königstiger

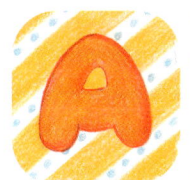

n einem regnerischen Sonntagmorgen, die Eltern schliefen noch, lagen Maufuzius und seine Freunde Tanja, Marius und Jonas auf dem Teppich im Kinderzimmer und schauten Bilderbücher an. Maufuzius hatte in dieser Nacht im Puppenwagen von Tanja geschlafen und war deshalb schon so früh bei seinen kleinen Freunden. In einem großen Buch waren alle möglichen Tiere abgebildet und Jonas versuchte, die Namen darunter zu buchstabieren. K-ö-n-i-g-s-t-i-g-e-r. »Wisst ihr eigentlich, warum der Königstiger Königstiger heißt?« fragte Maufuzius. »Vielleicht, weil er so schön ist«, meinte Tanja. »Oder weil ihn die Tiere zum König gewählt haben«, vermutete Marius. »Wahrscheinlich gibt es nur diesen einen Königstiger, und er ist eben der König der Tiger, weil sie noch keine Präsidenten haben«, gab Jonas seine Überlegungen zum Besten.

»Stimmt alles nicht!« rief Maufuzius, »wenn ihr wollt, erzähle ich euch die Geschichte, die mein Großvater von seinem Urgroßvater und dieser direkt von der Palastmaus des Königs Ramar von Ramadum gehört hat.«

Die drei waren natürlich begeistert davon, eine Geschichte erzählt zu bekommen, und so kletterte Maufuzius auf den Kinderzimmertisch und begann mit der Geschichte vom Königstiger:

»Ramadum ist ein kleines Königreich mitten in den hohen Bergen des Himalaja. Die Menschen dort waren dem Himmel sehr nah und lebten deshalb in Frieden miteinander. Sie bauten Getreide an und hüteten ihre kleinen Rinder, die ein zotteliges Fell und einen Schwanz wie Pferde haben, man nennt sie übrigens Yaks. Von ihren Kühen bekamen sie genügend Milch und Butter für ihr Brot. Im Sommer bauten sie Gemüse an und sammelten Beeren, Pilze, Obst und Heilpflanzen in den Wäldern. Im Herbst ernteten sie Heu für ihre Tiere und Getreide für ihr Brot, und im Winter saßen sie meistens am Feuer und erzählten sich Geschichten oder lasen sich aus den alten weisen Büchern des Königreichs gegenseitig vor. Sie lachten viel und freuten sich über jeden neuen Tag, ob er ihnen Regen oder Sonne brachte. Ihr König Ramar der 385. brauchte deshalb nicht viel Zeit zum Regieren, und wenn er nicht gerade mit den Kindern seines Königreiches spielte oder ihnen Lesen und Schreiben beibrachte (das waren nämlich seine Aufgaben), dann half er bei der Ernte oder erzählte auch Geschichten von seinen vielen königlichen Vorfahren, die alle wie er Ramar hießen. Mit den Tieren in den Wäldern rund um ihr kleines Königreich lebten die Menschen in Frieden. Sie waren vorsichtig und erschreckten sie nicht, und wenn sie in die Wälder gingen, sangen sie ihre heiteren Lieder, um die Tiere zu warnen, wie es in ihren weisen Büchern stand. Die Schlangen und Tiger ließen die Menschen auch in Ruhe und versteckten sich meistens vor ihnen.

Eines Tages geschah etwas sehr Ungewöhnliches: Über die hohen Berge, die das kleine Ramadum umgaben, kam eine Gruppe von Menschen aus einem anderen Land, die in den Wäldern Tiger jagen wollten. Sie stellten sich höflich bei Ramar vor und wollten von ihm wissen, wo in seinen Wäldern ein Tiger zu finden wäre. Ramar stellte sich ebenso höflich vor

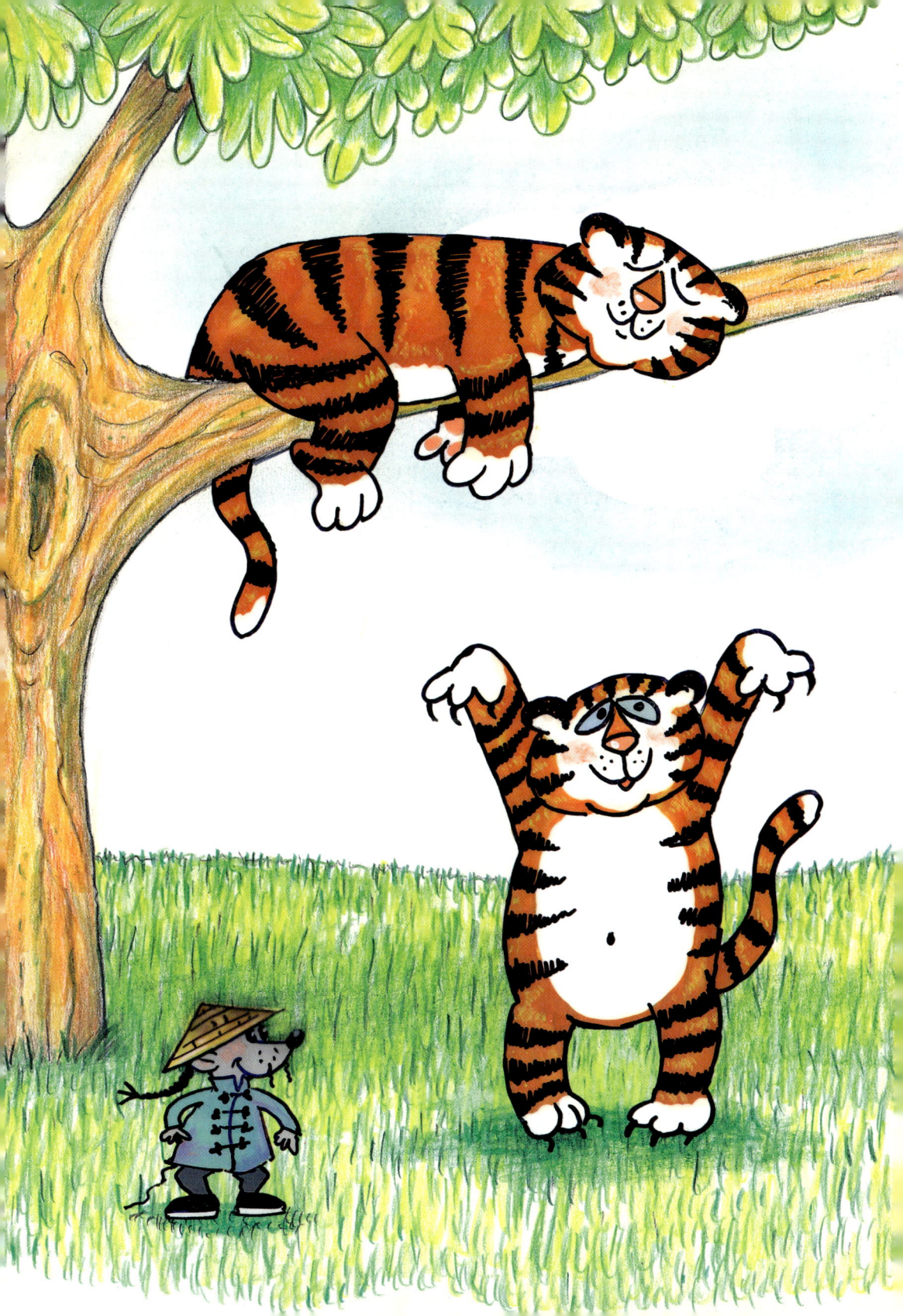

und erklärte, dass er noch nie einen Tiger gesehen habe, wohl aber seine Spuren und er erzählte ihnen, dass in den weisen Büchern von Ramadum stand, dass Tiger und Menschen sich gegenseitig respektieren und aus dem Weg gehen sollten.

Die Männer aus dem anderen Land erzählten ihm wilde Geschichten von menschenfressenden Tigern und überredeten ihn schließlich dazu, auf Tigerjagd mitzugehen. Ramars Frau und seine Kinder versuchten ihn davon abzuhalten, aber er wollte sein Wort nicht brechen und die Fremden auch nicht allein in seinen Wäldern jagen lassen. Ein wenig neugierig war er natürlich auch, denn er hatte ja noch nie einen Tiger gesehen.

So machte er sich am nächsten Tag mit einer Flasche Tee und einem Säckchen Proviant, das aus gerösteter Gerste bestand, mit den Fremden gemeinsam zur Tigerjagd auf.

Sie streiften den ganzen Tag durch den herrlichen Wald. Auf den hohen Bäumen saßen bunt schillernde Vögel, die für sie sangen, und von den Zweigen hingen dicke Moosbärte und seltene Orchideen herab. Außer den Vögeln begegneten sie nur ein paar neugierigen Affen, die sich von Ramars Liedern jedoch nicht beeindrucken ließen. Sie liefen stundenlang und die Fremden wurden schon ungeduldig und müde, denn sie waren es nicht gewohnt, so lange bergauf zu laufen. Ramar dachte, dass sie mit ihrer Ungeduld und Unaufmerksamkeit niemals die Spur eines Tigers finden würden. Ramar selbst aber streifte unablässig mit seinen geübten Augen den Boden und prüfte schnuppernd die Luft nach Tigergeruch, denn daran konnte er sofort erkennen, ob ein Tiger in der Nähe war. Dabei sang er leise vor sich hin. Als sie schließlich gegen Abend auf eine Lichtung kamen, entdeckte Ramar die riesigen Spuren eines Tigers. Jetzt wollten die Fremden sofort weiter, aber Ramar konnte sie davon überzeugen, dass dies nicht ginge, dann würden sie in der Dunkelheit die Spuren verlieren.

Sie übernachteten in Hängematten und brachen am nächsten Morgen sehr früh wieder auf. Immer weiter in die Wälder und immer höher hinauf führte die Spur des Tigers, und am Abend dieses Tages entdeckten sie weitere, etwas kleinere Tigerspuren. Ramar hatte aufgehört zu singen, weil die Fremden ihn darum gebeten hatten, aber ganz wohl war ihm dabei nicht in seiner Haut. Da es schon fast dunkel war, mussten sie noch einmal übernachten und erst gegen Mittag des nächsten Tages kamen sie wieder an eine große Lichtung. Ramar entdeckte im hohen Gras ganz frische Spuren und er hatte auch deutlich den Geruch eines Tigers in der Nase. Er bat die Fremden darum, zurückzubleiben und schlich vorsichtig mit klopfendem Herzen durch das hohe Gras, das ihm bis zu den Schultern reichte. Am anderen Ende der Lichtung befand sich zwischen ein paar Felsen eine Quelle und davor lag eine Tigerin im weichen Moos und säugte ihre beiden Jungen. Ramar war von dem Anblick völlig hingerissen, so schön hatte er sich Tiger niemals vorgestellt! Die Sonne schien auf das prächtig gestreifte Fell der Tigerin und ihre Augen glänzten grün wie Smaragde. Er war so in das herrliche Bild vertieft, dass er die Fremden, die ihm doch gefolgt waren, erst bemerkte, als sie schon nahe bei ihm waren und bereits einen Speer erhoben hatten, um damit die Tigerin zu töten.

Ramar sprang empört auf und hinderte den Fremden in letzter Sekunde daran, den Speer zu werfen. Laut rufend warnte er die Tigerin, die sofort mit ihren beiden Jungen im Wald verschwand. Ramar war entsetzt, denn er hätte nie geglaubt, dass die Fremden ein friedliches Muttertier töten wollten. Die Fremden aber waren so wütend über Ramars Verhalten, dass einer von ihnen jetzt sogar Ramar mit dem Speer bedrohte. Ramar wich während des heftigen Streits immer weiter zurück, bis er mit dem Rücken an einem der hohen Felsen stand.

In diesem Augenblick kam mit einem riesigen Satz ein Tiger über den Felsen gesprungen und richtete sich mit gewaltigem Brüllen zwischen Ramar und den Fremden auf. Er hob seine Pranken und setzte zum Sprung an. Die Fremden ließen vor Schreck alles fallen und flohen in den Wald. So einen riesigen Tiger hatten auch sie noch nie gesehen. Sie rannten so schnell sie nur konnten bergab durch den Wald davon.

Der Tiger aber ließ ganz langsam seine Pranken wieder sinken, brüllte noch einmal zornig hinter den Fremden her und schritt mit majestätischer Ruhe durch das hohe Gras. Am Waldrand drehte er sich noch einmal nach Ramar um, funkelte ihn mit seinen grünen Augen an und verschwand wie ein König zwischen den Bäumen.

Als Ramar sich von seinem Schreck erholt hatte, zerbrach er die Speere der Fremden und eilte so schnell er konnte zurück zu seinem Volk. Am Abend machten sie ein großes Fest und Ramar erzählte allen die Geschichte vom Tiger und wie dieser ihn gerettet hatte. Von da an hieß der Tiger Königstiger. Der Dichter von Ramadum schrieb die Geschichte in Reimen in die weisen Bücher und von diesem Tag an wurde das Lied vom Königstiger bei jedem Gang durch die Wälder gesungen. Die Tiger konnten sich wieder rechtzeitig verstecken, und die Fremden kamen nie wieder nach Ramadum.«

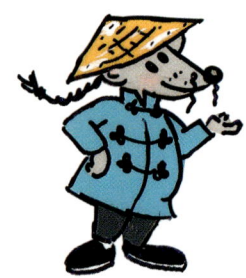

Der Tiger setzt zum Sprung an

Vielleicht bist du vom Tiger auch so begeistert wie wir. Er ist groß, schnell, gefährlich und wunderschön. Wenn er zum Sprung ansetzt, zittern alle anderen Tiere. Du kannst ihn dir zum Vorbild nehmen, wenn du müde, traurig oder ängstlich bist oder auch einmal deinem Zorn Luft machen musst.

Grundhaltung: Nimm einen schulterbreiten Stand ein.

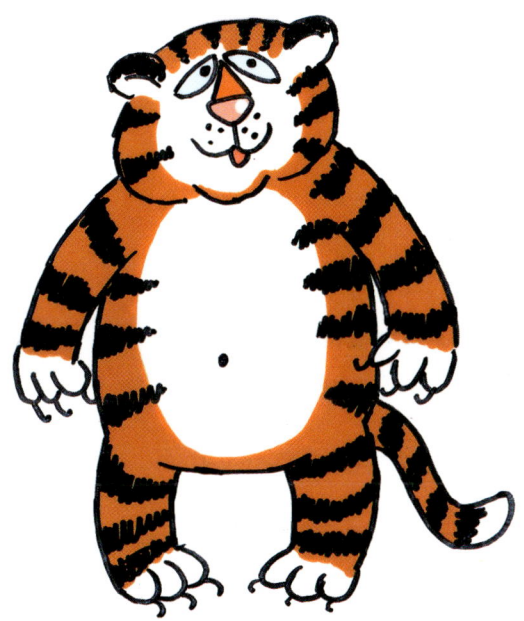

Drehe die Zehen etwas nach innen, damit die Füße parallel zueinander stehen, und lass die Arme an der Seite hängen.

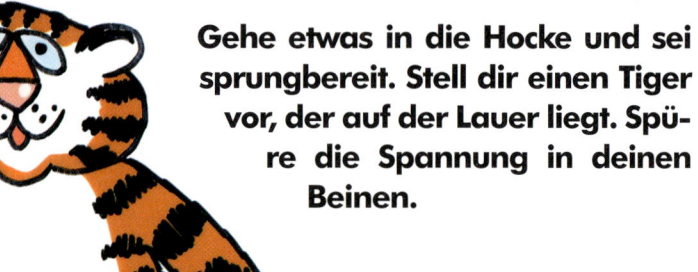

Gehe etwas in die Hocke und sei sprungbereit. Stell dir einen Tiger vor, der auf der Lauer liegt. Spüre die Spannung in deinen Beinen.

Forme mit deinen Händen Tigerkrallen und hebe sie dabei ganz schnell nach oben.

Zeige deine »Krallen«. Strecke dabei deinen ganzen Körper.
Halte diese Position einen Moment und lass dann die Arme langsam wieder sinken und entspanne dich dabei.
6 Wiederholungen dieser Übung werden dich munterer machen und den Tiger in dir stärken.

Ein kleiner Tipp: Wenn du länger stehen musst, beuge die Knie leicht und spüre die Spannung in den Beinen. Schaukle ein klein wenig nach vorne und hinten und du wirst spüren, wie sich die Spannung ständig verändert und du viel länger mühelos stehen kannst.

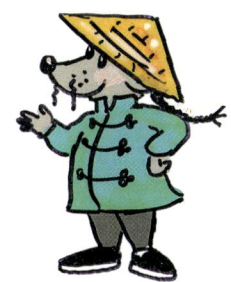

Wenn du viel Platz hast, kannst du den schleichenden Tiger spielen. Wenn du auf allen vieren durch das Zimmer schleichst, bist du ein Tiger auf der Jagd, der aufmerksam lauert und die Umgebung beobachtet.

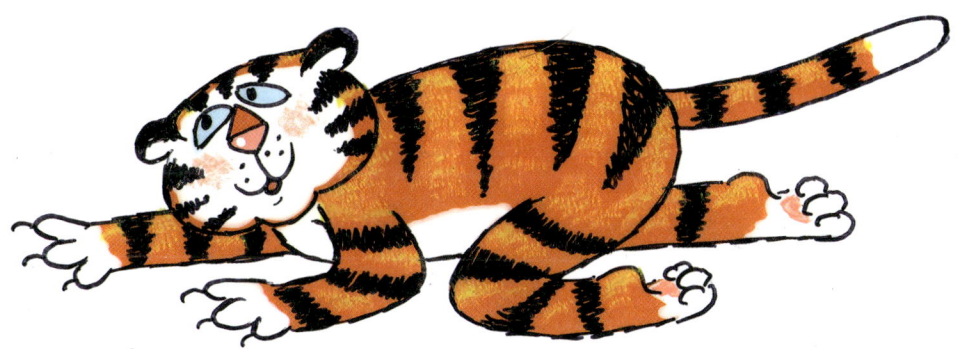

Doch halt, jetzt hast du sie entdeckt, deine Beute. Lautlos gehst du in die Hocke und krallst die Finger zu gefährlichen Krallen. Du bist bereit zum Sprung, und los geht's!

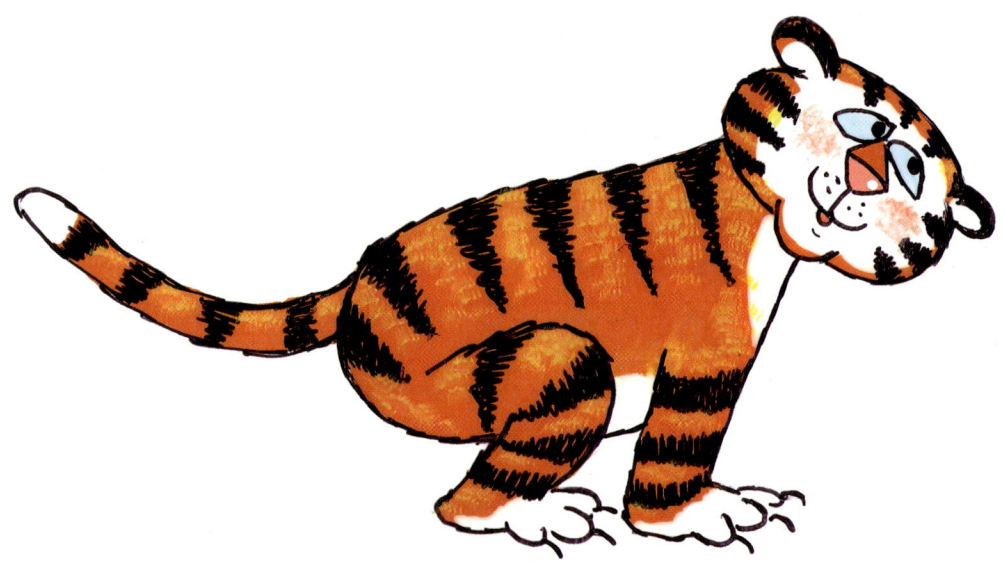

Die Schildkröte schaut vorsichtig aus ihrem Panzer und zieht sich wieder zurück

Informationen für Eltern und Erzieher: *Die Schildkrötenübung mobilisiert die Halswirbelsäule und ist besonders wirksam bei Verspannungen im Schulter- und Nackenbereich sowie bei Spannungskopfschmerzen. Sie hilft, ein Gefühl für die natürliche Aufrichtung zu entwickeln und sie steht für den oft notwendigen Rückzug von der Außenwelt in die Ruhe und der erneuten Hinwendung zu unserer Umwelt. Bei konzentriertem Arbeiten, z.B. in der Schule oder bei Hausaufgaben, ist sie eine beliebte »Zwischendurchübung« zur Regeneration.*

Die Rettung Jagus durch die Schildkröte

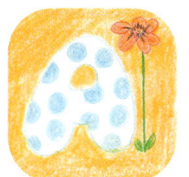

n einem schönen Sommertag wollten Marius, Jonas und Tanja zusammen mit ihren Eltern einen Ausflug zu einem nahe gelegenen Schloss machen. Während die Eltern das Picknick vorbereiteten und das Auto beluden, zogen die Kinder ihre Kleider an. Jonas schlüpfte am Schluss noch in seine Jacke. Die Eltern wunderten sich sehr, dass er sie bei dem schönen Wetter unbedingt mitnehmen wollte, ließen ihm aber seinen Willen. Die Jacke war Jonas sehr wichtig, denn in der Tasche war das Versteck von

Maufuzius, der natürlich mitwollte. Durch ein kleines Loch konnte er alles beobachten, und in der Tiefe fand er immer ein paar Kekskrümel. Alle waren vergnügt und freuten sich auf den Ausflug. Gemeinsam besichtigten sie das wunderschöne Schloss. Beim Betrachten der vielen Bilder und Kunstwerke stellten sie sich vor, wie es wohl früher gewesen sein musste, in solch einem Schloss zu leben. Am besten gefiel ihnen der Schlosspark mit all seinen Laubengängen, Wiesen und Blumenbeeten. Er war kunstvoll angelegt, durchzogen von künstlichen Bächen, die in einen kleinen See mündeten. Von allen Seiten war er von Schatten spendenden Bäumen umgeben. An diesem wunderschönen Platz machten sie ihr Picknick. Neben der angeregten Unterhaltung beim Essen ließ Jonas immer ein paar Leckerbissen in seiner Jackentasche verschwinden. Als alle satt waren, wollten die Eltern ein bisschen Ruhe und ein kleines Schläfchen im Schatten halten. Das war den Kindern natürlich zu langweilig und sie gingen allein auf Entdeckungsreise im Park.

Am Seeufer beobachteten sie die Enten und die Schwäne. Im Wasser hielten sie Ausschau nach Fischen. »Schaut mal, da schwimmt eine Schildkröte«, rief Marius. »Die ist vielleicht niedlich, wie sie beim Luftholen ihren Kopf nach oben aus dem Panzer streckt.« Tanja war ganz begeistert. Sie lockten die Schildkröte mit etwas frischem Salat vom Picknick. »Schaut nur, wie langsam und bedächtig sie sich bewegt«, staunte Jonas. »Fühl doch mal den Panzer, der ist ganz hart«, forderte Tanja die anderen auf. »Schildkröten werden uralt, über 100 Jahre und mehr«, erzählte Marius. Er war stolz, weil er das letzte Mal im Zoo so gut aufgepasst hatte.

»Wusstet ihr eigentlich, dass es in der Südsee Schildkröten gibt, die so groß sind, dass Kinder darauf reiten können?« fragte Maufuzius. Als Maufuzius merkte, dass die Kinder ihm nicht so recht glauben wollten, bot er ihnen an, ihnen die Geschichte der kleinen Jagu zu erzählen. Sie setzten sich um die Schildkröte herum, streichelten sie und Maufuzius begann zu erzählen:

»Auf einer kleinen Insel in der Südsee lebte vor langer Zeit die kleine Jagu. Zusammen mit ihren Eltern und ihren vier Geschwistern bewohnte sie eine Hütte in einem Fischerdorf. Ihr Haus lag am Hang und sie hatten

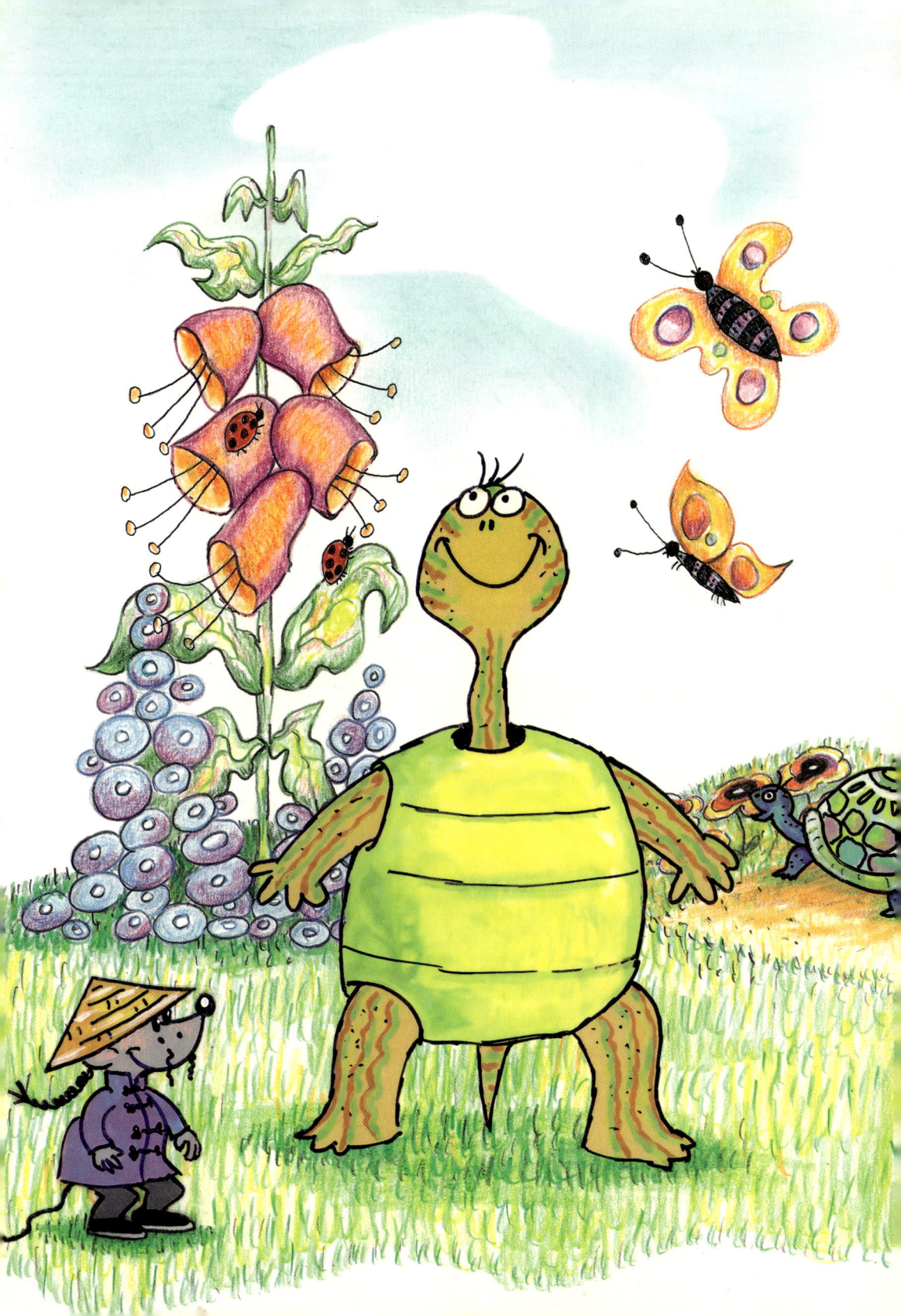

einen wunderschönen Blick auf das weite blaue Meer und die Bucht mit den vielen Kokospalmen. Das Haus stand auf Holzpfosten, die Wände bestanden aus geflochtenen Matten und das Dach war mit Palmenblättern gedeckt. Ihr Vater und die beiden großen Brüder waren Fischer. Jeden Morgen fuhren sie in aller Früh mit ihrem Einbaum aufs Meer hinaus, um Fische zu fangen. Ein Einbaum ist ein großer ausgehöhlter Baumstamm, der über Verbindungsstreben mit einem kleineren Baumstamm verbunden ist. Dadurch wird er stabil und die Fischer wagen sich damit weit auf das offene Meer hinaus. Jagu und die anderen Kinder halfen bei der Haus- und Gartenarbeit. Am besten gefiel Jagu das Pflücken von Bananen und Kokosnüssen. Sie liebte die frische Kokosmilch.

Eines Morgens nach dem gemeinsamen Frühstück, es gab gekochte süße Bananen und Fladenbrot, machten sich die Männer auf den Weg zum Fischen. Die Kinder gingen mit hinunter zum Strand und halfen beim Packen der Boote. Nachdem die Männer abgefahren waren, gingen sie den Strand entlang und sammelten Treibholz. Sie hatten Stricke mitgenommen und wollten sich ein Floß bauen. Es wurde ein ganz ansehnliches Floß. Gemeinsam zogen sie es ins Wasser. Den ganzen Tag spielten sie Seeräuber. Unzählige Male kaperten sie die Insel und machten reiche Beute. Doch auch die wildesten Seeräuber werden einmal müde. Nach und nach gingen alle Kinder nach Hause. Am Schluss blieb nur Jagu übrig, die besonders viel Freude an dem Floß hatte. Aber auch sie wurde langsam müde und ehe es ihr recht bewusst wurde, war sie auf dem Floß eingeschlafen und trieb langsam aber sicher hinaus auf das offene Meer.

Als sie aufwachte, war sie schon weit draußen. Sie konnte ihre Insel kaum noch sehen. Schreckliche Angst überkam sie. Sie war noch nie so weit von der Insel entfernt gewesen und das auch noch alleine auf einem wackligen Floß! Langsam wurde es Abend und die Männer kehrten heim. Als sie erfuhren, was geschehen war, war die Aufregung groß und sofort sprangen sie in die Boote, um Jagu zu suchen. Die Kinder standen am Ufer und suchten mit brennenden Augen den Horizont nach dem Floß ab. In der Zwischenzeit wurde Jagus Angst immer größer. Sie hatte viele Geschichten gehört von riesigen Haifischen und anderen Gefahren des

Meeres. Jetzt empfand sie das Meer nicht mehr als blau, schön und friedlich, sondern erlebte es zum ersten Mal als bedrohlich. Zu allem Unglück begann das Floß, das nur von Stricken zusammengehalten wurde, sich langsam aufzulösen.

In diesem Moment sah sie einen Schatten neben ihrem Boot. Vor Schreck schrie sie laut auf, doch es war kein Haifisch, sondern eine riesige Schildkröte. Erleichtert atmete Jagu auf. Die Schildkröte schwamm neben ihr her und schaute sie mit ihren großen ruhigen Augen an. Das gab Jagu wieder etwas Mut zurück. Sie fing an, mit der Schildkröte zu sprechen und erzählte ihr ihre Sorgen. Als würde sie sie verstehen, schwamm die Schildkröte näher heran, streckte ihren Hals lang und ließ sich von Jagu den schuppigen Kopf kraulen. Das Floß löste sich immer mehr auf, bis am Schluss nichts mehr davon übrig blieb. Jagu hielt sich am Rückenpanzer der Schildkröte fest und schwamm mit ihr zusammen. Gegen Abend wurde ihre Erschöpfung immer größer und schließlich kletterte sie auf den Rücken der Schildkröte, kuschelte sich auf ihren Panzer und war bald darauf eingeschlafen. Die Schildkröte paddelte seelenruhig in Richtung Insel.

Mittlerweile war die Nacht hereingebrochen. Die Männer in den Booten zündeten Laternen an und suchten laut rufend weiter. Endlich fanden sie Jagu schlafend auf der Schildkröte. Das war eine Freude. Jagus Vater hatte Tränen in den Augen, als er seine Tochter in die Arme schloss. Kein Gedanke an eine Strafpredigt wegen der Unvorsichtigkeit, die Erleichterung war zu groß. Die anderen waren ganz gerührt, als sie die beiden so sahen. Jagu schloss die Schildkröte noch einmal in die Arme, bedankte sich und gab ihr noch einen dicken Kuss auf die Nase. Auch der Vater bedankte sich und schwor vor allen Fischern, nie mehr eine Meeresschildkröte zu fangen. Überglücklich kehrten alle heim und als sie dort angekommen waren, feierten sie spontan ein Fest. Es war ein tolles Fest, das könnt ihr mir glauben.«

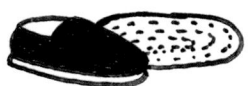

»Marius, Jonas, Tanja, kommt endlich, wir wollen langsam heimgehen«, rief die Mutter. »Wir kommen gleich«, rief Marius. »Wir müssen nur noch die Schildkröte zurück ins Wasser bringen«, ergänzte Jonas. Tanja brachte sie zurück zum Wasser und setzte sie vorsichtig hinein. »Wenn wir zu Hause sind, zeige ich euch noch die Schildkrötenübung, okay?« fragte Maufuzius. »Na klar«, antwortete Jonas, »ich freue mich schon.« Er steckte ihn wieder in seine Jackentasche und gemeinsam machten sie sich auf den Heimweg.

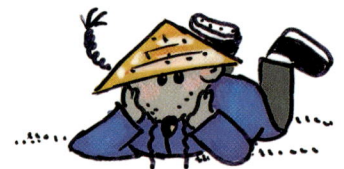

Die Schildkröte schaut vorsichtig aus ihrem Panzer und zieht sich wieder zurück

Manchmal beneiden wir die Schildkröte um ihren Panzer. Wenn sie sich fürchtet oder ihre Ruhe haben will, zieht sie einfach den Kopf ein und ist geschützt durch ihren Panzer. Wir haben keinen Panzer, aber auch wir können uns in uns zurückziehen, um wieder stark zu werden. Wichtig ist, dass du entscheiden kannst, wann du dich zurückziehst und wann du wieder neugierig auf andere zugehst.

Grundhaltung: Paralleler schulterbreiter Stand, Arme hängen lassen.

**Stell dir vor, du hast einen Schildkrötenpanzer um dich herum und du sinkst immer mehr in ihn hinein. Gehe dabei leicht in die Knie. Hals und Nacken werden ganz weich und sinken immer mehr zwischen die Schultern.
Ruh dich für einen Moment in dieser entspannten Haltung aus.**

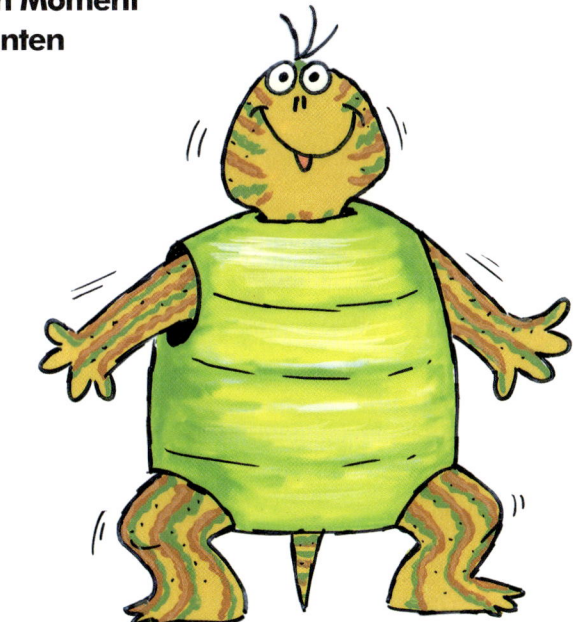

Wiege deinen Kopf nach links und rechts und »wachse« dabei wieder aus deinem Panzer heraus, bis du dich ganz gerade und offen fühlst.

Lass deinen Hals ganz lang werden, damit du wieder alles sehen kannst.

Du kannst diese Übung mehrmals wiederholen.

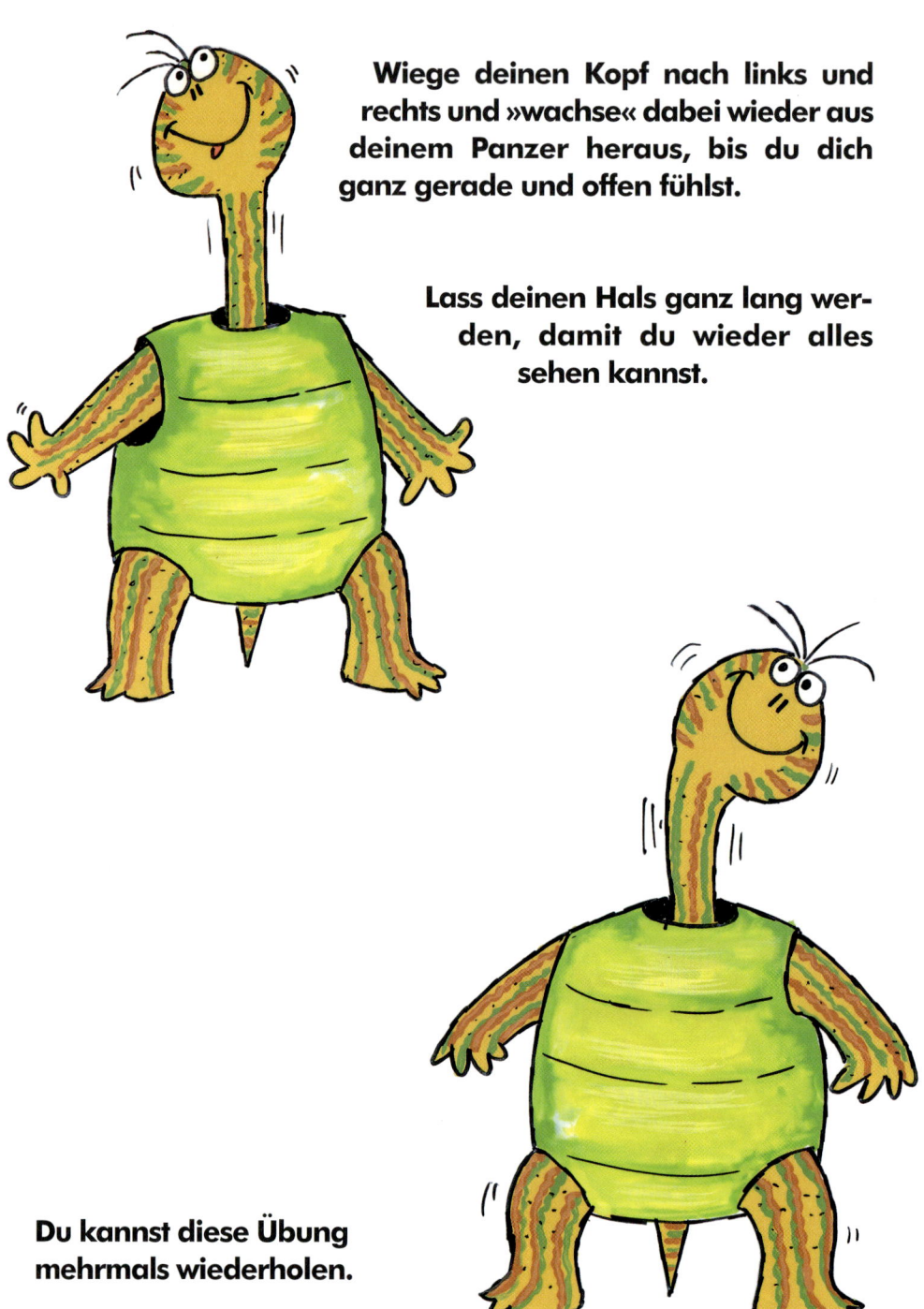

Der Bär schaut sich um und wehrt den Feind ab

> **Informationen für Eltern und Erzieher:** *Diese Übung stärkt vor allem die Brustwirbelsäule und die sie umgebende Muskulatur. Dadurch trägt sie besonders zu einer Verbesserung der Wirbelsäulenhaltung im Sitzen bei. Sie fördert die freie Beweglichkeit der Arme in den Schultergelenken.*

Der Bär und die Bienen

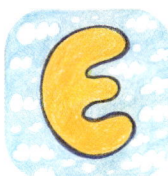
ines Morgens saß die ganze Rasselbande mit Maufuzius beim Frühstück. Sie ließen es sich schmecken. Jeder genoss sein Lieblingsgericht. Marius löffelte sein Müsli und Jonas kaute an einer Semmel mit einer Riesenportion Honig darauf. Tanja aß mit Maufuzius zusammen ein Käsebrot, Maufuzius den Käse und Tanja das Brot. Die Stimmung war lustig. Maufuzius musste lachen, als er Jonas sah: Sein Gesicht war über und über mit Honig beschmiert. »Du liebst den Honig genauso wie Janko, der Braunbär«, kicherte er. »Janko, der Braunbär, das klingt mir sehr nach einer neuen Geschichte«, rief Jonas mit vollem Mund. »Komm erzähl schon«, bat Tanja. »Ja«, rief Marius, »Bären finde ich cool.« »Na gut«, erwiderte Maufuzius, »nachher im Garten bei der Schaukel.« Nach dem Frühstück trafen sie sich bei der Schaukel. Maufuzius nahm auf der Schaukel Platz, die Kinder setzten sich ins Gras. Die Sonne schien auf drei neugierige Kinder-

gesichter. Nach einer kleinen Kunstpause, um die Spannung zu erhöhen, begann Maufuzius zu erzählen:

»Janko, der junge Braunbär, lebte zusammen mit seinen Eltern in einem waldigen Gebiet in Tschechien. Er war schon ziemlich groß und kräftig und hatte nichts als Unsinn im Kopf. Dauernd heckte er Streiche aus, foppte die Nachbarn und die Eltern. Einmal schaufelte er dem Dachs mit seinen großen Tatzen alle Eingänge zu seinem Bau mit Erde zu. Ein anderes Mal warf er einen Baum um, auf dem ein Vogelpaar gerade sein Nest gebaut hatte. Es war für seine Eltern nicht immer leicht mit ihm, doch sie mochten ihn trotzdem sehr gerne. So ging es auch den anderen Tieren, denn man konnte Janko nicht wirklich böse sein. Er hatte eine lustige Art und wollte bestimmt niemandem wehtun. Doch gab es sicher mehr als ein Tier im Wald, das ihm gewünscht hat, dass er einmal seinen Meister finden sollte.

Dies geschah schneller als gedacht. Eines Morgens stahl sich Janko schon früh aus dem Bau, um auf Entdeckungsreise zu gehen. Am Anfang schlich er noch leise, damit ihn die Eltern nicht hören konnten, denn heute wollte er allein unterwegs sein, vielleicht gab es ja etwas anzustellen. Als er weit genug weg war, fiel er in den gemütlichen Bärentrott. Er schaukelte beim Gehen hin und her und schnüffelte an jeder Blume, immer auf der Suche nach dem Abenteuer. Als er zu einem Abhang kam, rollte er sich zusammen und kullerte hinunter. Als er weiterging, kam er am Schlafplatz der Eule vorbei. Er unterhielt sich kurz mit ihr und setzte dann seinen Weg fort. Später machte er Rast an einem Bach, um seinen Durst zu stillen. Als er so unterwegs war, begegnete ihm auch ein Igel, doch das ist schon wieder Stoff für eine andere Geschichte. Mittags wurde sein Hungergefühl immer stärker. Auf Beeren pflücken hatte er keine Lust und Fische fangen war ihm zu mühsam.

Dann kam er zum Waldrand. Natürlich wusste er, dass ihm seine Eltern verboten hatten, den Wald zu verlassen. Doch er war einfach zu neugierig. Vorsichtig richtete er sich auf, setzte sich auf die Hinterbeine und schnüffelte in die Luft. Er hob seine Vordertatzen und drehte sich nach links und rechts, um die ganze Wiese zu überblicken. Die Luft war rein, also

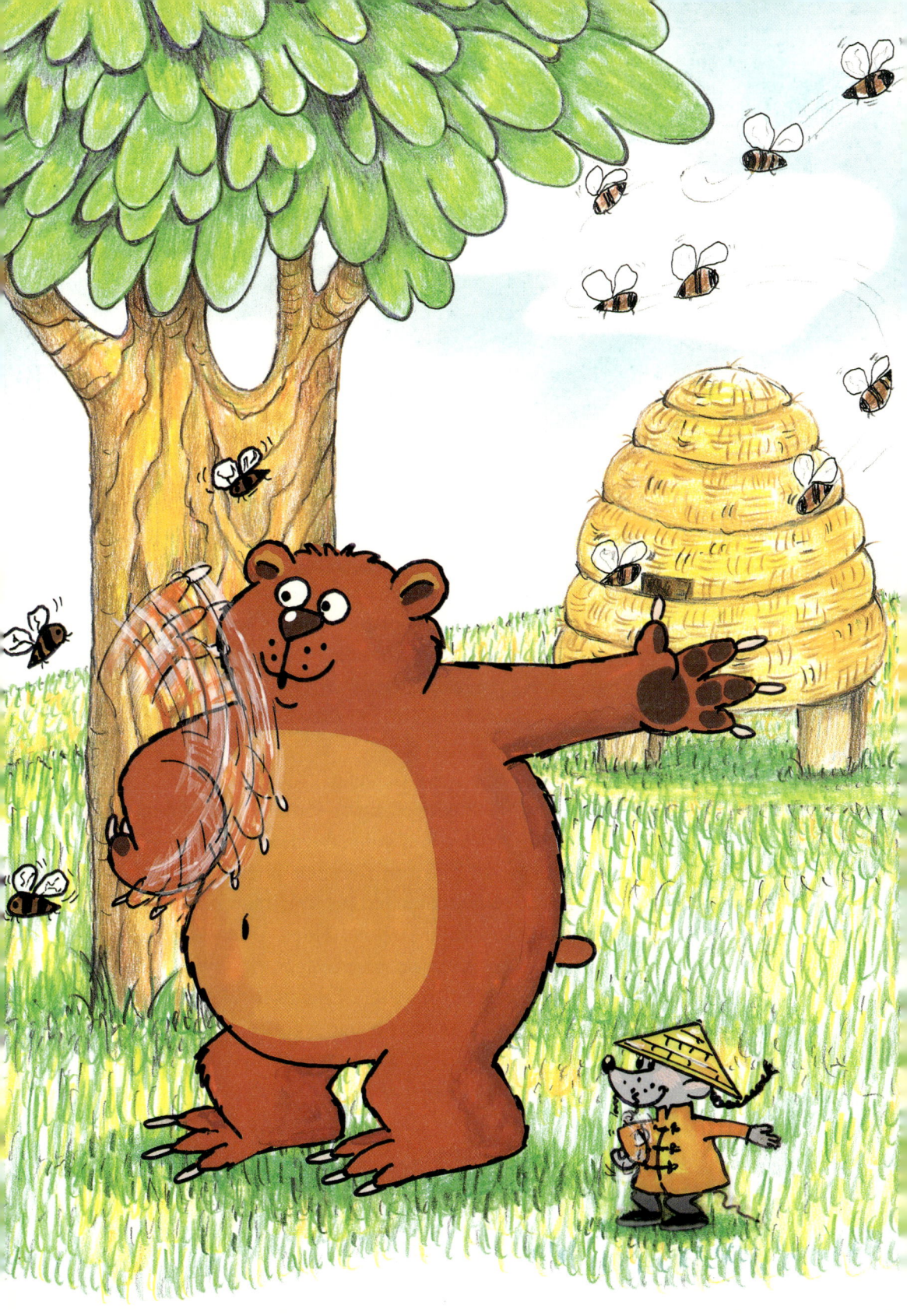

nichts wie los. Er zog weiter, bis er zu einem großen allein stehenden Baum kam. Neben dem Baum im Schatten standen einige Bienenkörbe, die ein Imker dort aufgestellt hatte. Die Bienen sollten ihm den Nektar der Blüten von den umliegenden Wiesen sammeln. Der Duft des Blütenhonigs, der aus den Körben aufstieg, war für den hungrigen Janko unwiderstehlich. Er erinnerte sich noch schwach, dass seine Eltern ihn vor zornigen Bienen gewarnt hatten. Doch die hatten bestimmt Unrecht. Insekten, die so süß duftende Leckereien sammeln, können doch gar nicht gefährlich sein, oder? So dachte er bei sich und ging schnurstracks zu den Körben. Vorsichtig steckte er seine Tatze in den ersten Korb. Den Honig, der an seinem Fell kleben blieb, schleckte er genießerisch ab. Innerhalb kurzer Zeit hatte er einen ganzen Stock geleert. Er wurde mit der Zeit immer forscher. In seinem Übermut begann er an den Körben zu rütteln, einen stieß er sogar um. Jetzt wurden die Bienen aber wütend. Sie fingen an auszuschwärmen und sich zu formieren. Ihr Summen wurde immer bedrohlicher. Dann stürzten sie sich auf Janko. Zuerst lachte er nur, aber nicht lange. Denn als ihn die erste Biene in die empfindliche Nase gestochen hatte, begann er zu jaulen. Er schlug mit seinen Pranken um sich. Doch das nützte nichts mehr, die Bienen waren zu zahlreich und sehr wütend. Schnell erkannten sie seine schmerzhafte Stelle. Immer wieder stachen sie ihm in die Nase. Nach kurzem Kampf blieb ihm nur noch die Flucht. Wer zuletzt lacht, lacht am besten.

Er rannte so schnell er konnte in Richtung Wald. Nur heim, das war sein einziger Gedanke. Die Bienen verfolgten ihn bis zum Waldrand und noch weiter. Immer wieder stachen sie ihn. Vom gemütlichen Bärentrott war nichts übrig geblieben. Als Janko endlich zum Bach kam, warf er sich in seiner ganzen Länge hinein und tauchte unter. Er blieb solange es ging unter Wasser und kühlte seine schmerzhafte Nase. Dann tauchte er wieder auf, aber sie waren immer noch da. Er musste noch einige Male untertauchen, bis die Bienen von ihm abließen. Erleichtert watete Janko zum Ufer. Triefend nass, mit einer geschwollenen Knollennase und ziemlich kleinlaut, trollte er sich nach Hause. Daheim war das Gelächter natürlich groß. Alle Tiere hänselten ihn wegen seiner dicken Nase. Die sah aber auch wirklich komisch aus. Seine Eltern mussten auch lächeln, taten dies aber heimlich, um ihn nicht zu kränken. Sie freuten sich, dass Janko nichts Schlimmeres passiert war. In der nächsten Zeit war Janko allerdings etwas kleinlauter und er wurde viel umgänglicher.«

»Zum Glück bekommen wir unseren Honig aus dem Supermarkt«, seufzte Jonas, »Bienen den Honig zu klauen, wäre mir doch zu gefährlich.« »Ist doch klar, dass Bienen ihren Honig verteidigen, sie müssen doch so viel arbeiten um ihn zu sammeln«, bemerkte Tanja. »Honig sammeln wäre nichts für mich, das wäre mir viel zu anstrengend«, ergänzte Marius. »Weil du gerade Anstrengung sagst, Marius, wie wäre es denn mit etwas Bewegung«, schlug Maufuzius vor. Er liebte Aktivitäten nach dem Frühstück. »Ich zeige euch die Bärenübung«, rief er. Gemeinsam trotteten sie im Bärengang zu ihrem Lieblingsübungsplatz am Teich und verbrachten zusammen einen bärigen Vormittag.

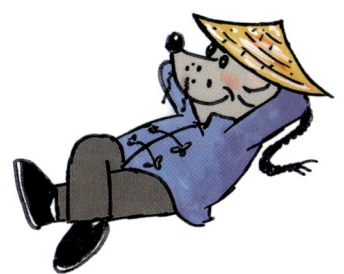

Der Bär schaut sich um und wehrt den Feind ab

Ein Bär ist groß, breit, stark und er hat ein dickes Fell. Er bewegt sich ruhig und gemütlich, nur reizen sollte man ihn nicht. Trotz seiner ruhigen Gelassenheit steckt in ihm eine große Stärke. Vom Bären können wir lernen, Probleme nicht größer zu machen, als sie sind und uns nicht zu lange mit ihnen zu beschäftigen. Besinne dich bei Schwierigkeiten immer wieder auf deine Stärken und auf die Dinge, die du gut kannst. Dann wird dich so schnell nichts umwerfen.

Grundhaltung: Paralleler Stand, die Beine stehen etwas mehr als Schulterbreite nebeneinander, die Knie deutlich beugen.

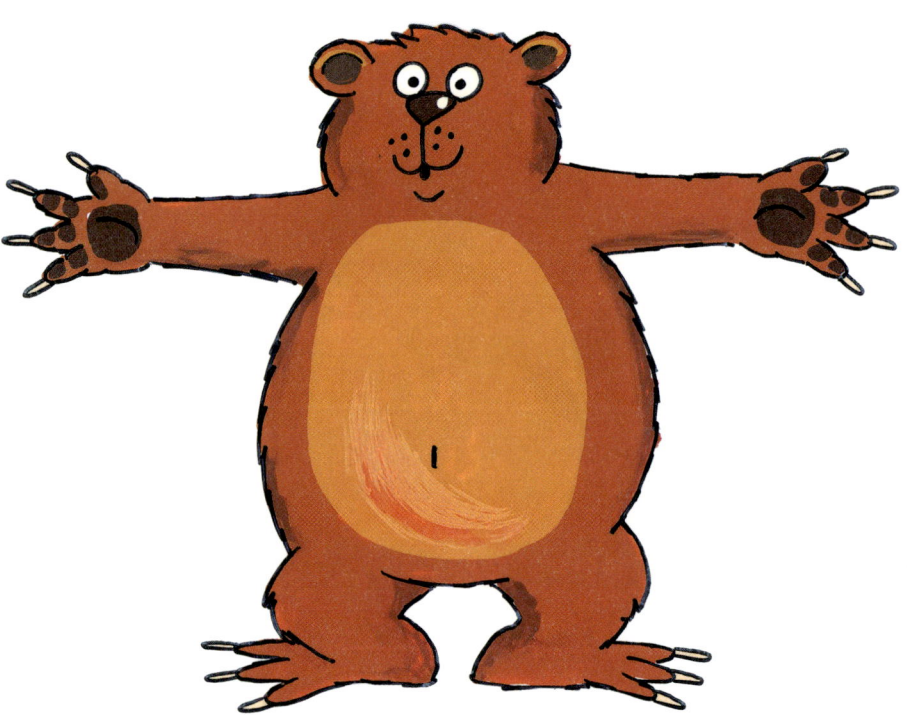

**Nimm einen breiten festen Stand ein. Hebe die Arme seitlich nach oben bis in Schulterhöhe und drehe dann die Unterarme nach oben.
Die Fingerspitzen zeigen zum Himmel. Stell dir vor, dein Rücken wird ganz lang.**

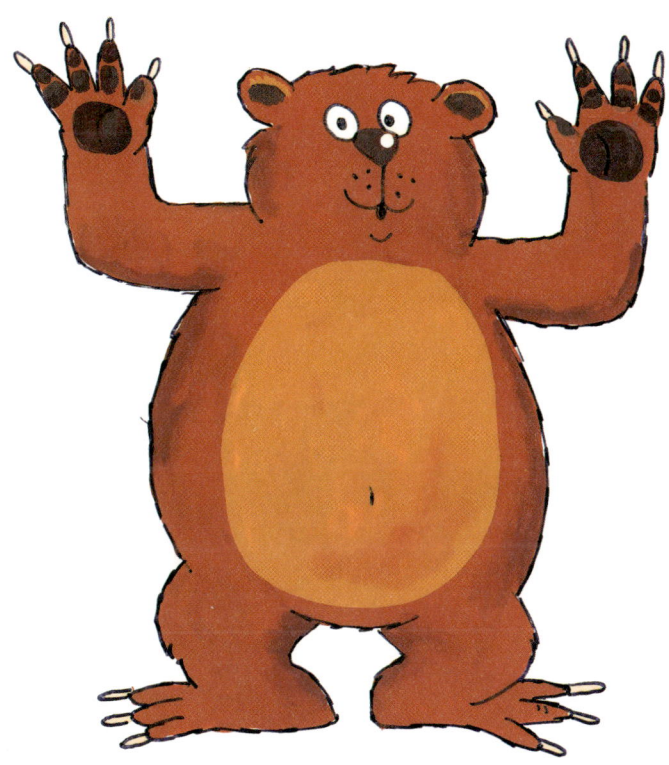

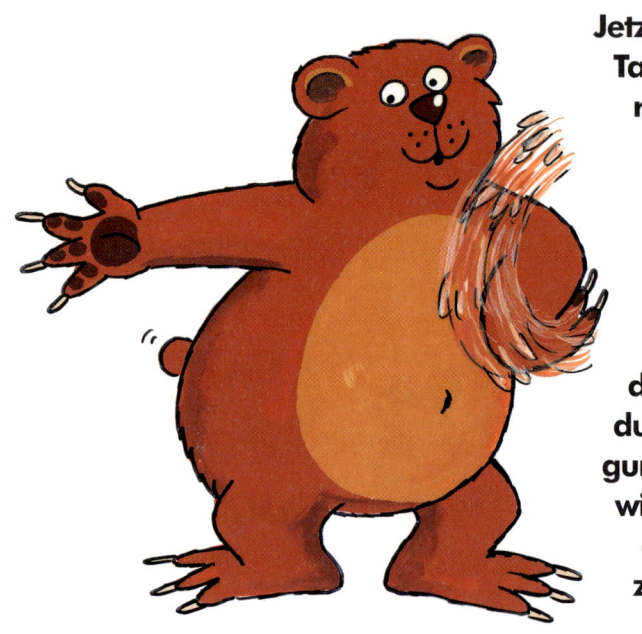

Jetzt drehe dich um deine Taille nach links, der rechte Arm streckt sich zur Seite. Dann lässt du mit einer leichten, wischenden Bewegung den linken Arm seitlich nach innen und unten sinken. In der Vorstellung wischst du dabei ohne Anstrengung alle Probleme weg wie ein Bär, der versucht, angriffslustige Bienen zu vertreiben.

Danach hebst du den Arm wieder und wiederholst die Übung auf der anderen Seite. Mache diese Übung 3-mal links und 3-mal rechts.

Die Eule späht im Dunkeln

> **Informationen für Eltern und Erzieher:** Diese Übung dient der Lockerung und der Entspannung im Nacken- und Schulterbereich. Sie stärkt die Augenmuskulatur und ist eine wichtige Entspannungsübung für Kinder, die viel lernen, lesen oder fernsehen. Sie eignet sich auch immer wieder als »Zwischendurchübung«, z.B. beim Nachlassen der Konzentration. Durch diese Übung kann eine richtige Sitzhaltung vermittelt werden, bei der sich die Wirbelsäule gleichsam von selbst aufrichtet. Vor allem in der Schule ist es wichtig, mühelos aufrecht sitzen zu können.

Tanja und der verlorene Ring

anja hatte zum vierten Geburtstag von ihrer großen Schwester Eva einen hübschen kleinen Ring mit einem blauen Stein geschenkt bekommen Auf diesen Ring war sie sehr stolz und sie legte ihn oft ab und ließ ihn in der Sonne funkeln. »Pass nur auf, dass du ihn nicht irgendwann verlierst«, warnte Maufuzius, als sie wieder einmal im Garten damit spielte. »Hier im hohen Gras muss man schon Augen wie eine Eule haben, um ihn wieder zu finden.« Schnell steckte Tanja ihren Ring wieder an den Finger.

Als die Freunde am nächsten Tag wieder zu Maufuzius in den Garten hinausgingen, erzählte Tanja ihnen einen Traum, den sie in der vergangenen Nacht geträumt hatte:

»Wir spielten alle vier im Wald Verstecken und plötzlich bemerkte ich, dass ich meinen Ring verloren hatte. Ich lief zurück zu all den Stellen, an denen ich mich versteckt hatte und suchte nach meinem Ring. Nirgends konnte ich ihn finden und ich war schon ganz verzweifelt. Ich weinte und rief nach euch, aber niemand antwortete mir. Ich hatte mich verlaufen. Ich war sehr müde und hungrig und setzte mich in die Sonne zwischen Erdbeerpflanzen und aß zum Trost ein paar Beeren. Dabei muss ich wohl eingeschlafen sein, denn als ich wieder aufwachte, kam mir der Wald ganz fremd vor, die Bäume waren so riesengroß und plötzlich bemerkte ich, dass ich selbst ganz klein geworden war. So klein, dass ich bequem unter den Blättern einer Erdbeerpflanze stehen konnte. Verwundert bestaunte ich die riesige Welt um mich herum, und ich erschrak schrecklich, als plötzlich vor mir aus einer Höhle eine Maus kam, die mir so groß wie ein riesiger Hund erschien. Die Maus richtete sich aber ebenso erschrocken auf ihren Hinterbeinen auf und putzte sich verlegen erst den Schnurrbart und dann ihren langen rosa Schwanz. Schließlich fragte sie mich mit einer zarten Piepsstimme: »Wer bist du denn, und was willst du hier?« Ich erzählte ihr, wer ich war und dass ich meinen Ring verloren hatte, und nun zu allem Überfluss auch plötzlich noch ganz klein geworden war. »Ich kann dir schon ein bisschen suchen helfen«, sagte die Maus, »steig auf meinen Rücken, dann kommen wir schneller voran.«

Vorsichtig stieg ich auf den Rücken der Maus und wunderte mich über ihr seidenweiches Fell. Ich musste mich gut festhalten, so schnell huschte die Maus mit mir durch den Wald. Es war immer noch sehr heiß, sodass ich mir bei einem kurzen Halt eine Erdbeerblüte als Hut aufsetzte. Ich dachte, dass ich den Ring jetzt sicher sofort sehen würde, denn für meine jetzige Größe musste er ja so groß wie ein Henkelkorb sein. Aber eine kleine Maus kommt natürlich auch bei schnellem Laufen in einem großen Wald nicht sehr weit. Außerdem sah alles so anders aus als sonst, dass ich am Ende gar nicht mehr wusste, wo wir waren. Schließlich war auch die kleine Maus müde und wir setzten uns auf ein weiches Moospolster und dachten gemeinsam darüber nach, was wir noch tun könnten. Wir fragten einen großen gelben Schmetterling, der angetorkelt kam und sich

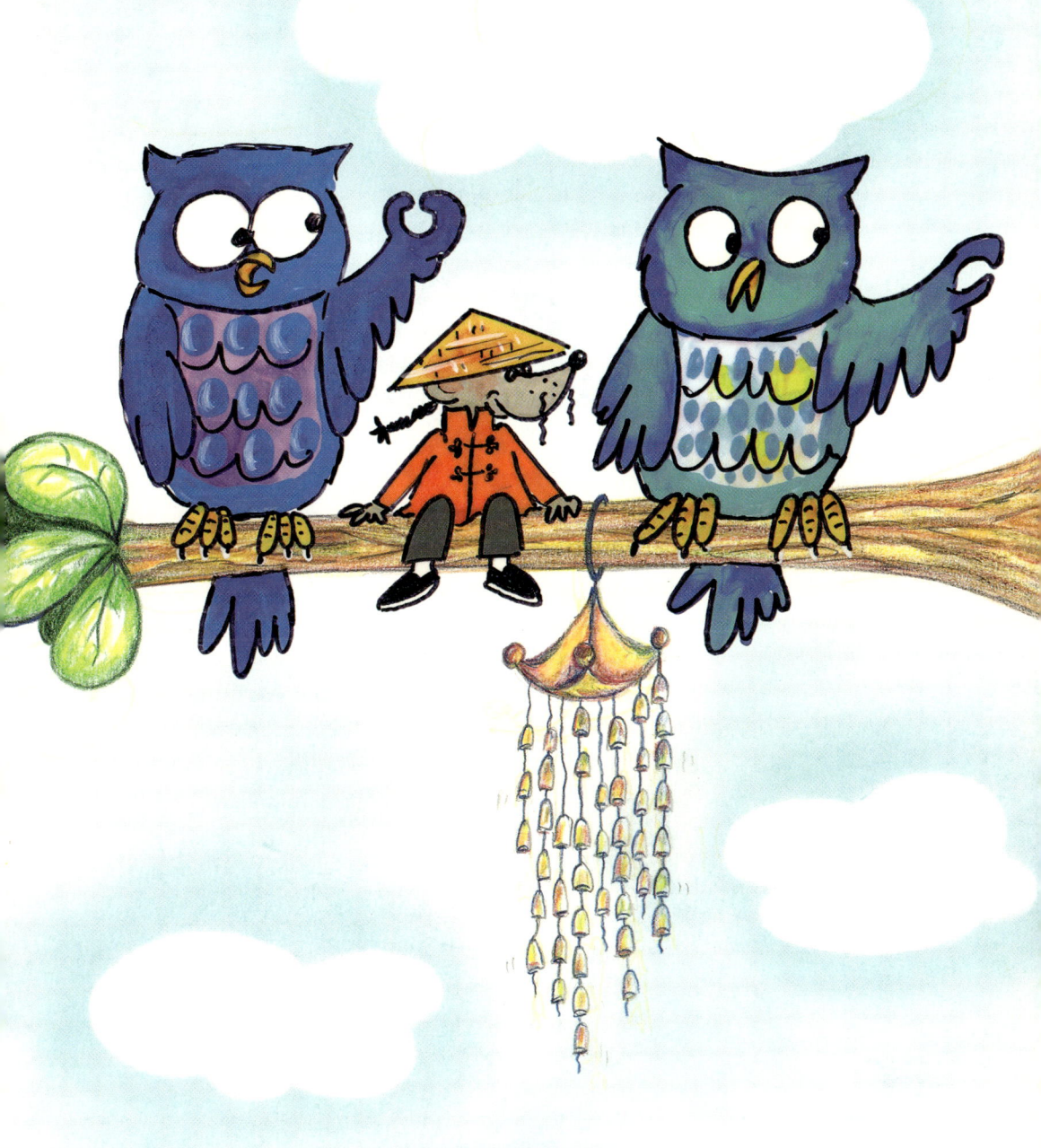

neben uns niederließ, ob er den Ring gesehen hätte, aber er war wohl vom Blütennektar betrunken, schaute uns nur verständnislos mit kullernden Augen an und torkelte wieder davon. Den nächsten Schrecken bekam ich, als laut zwitschernd eine riesige schwarze Amsel angeflogen kam und sich auf einem kleinen Ast, der für mich jetzt so groß wie ein Baumstamm war, niederließ. Es war mittlerweile schon Abend geworden und nachdem sie ihr Begrüßungslied gesungen hatte, erzählte ihr die Maus von meinen Problemen. »Ich würde dir schon suchen helfen, aber es fängt bald an zu dämmern und ich muss wieder nach Hause zu meinem Nest und meine Jungen füttern, sie schreien schon vor Hunger.« Da hatte die Maus eine Idee: »Könntest du Tanja nicht auf dem Heimweg bis zur alten Eiche mitnehmen? Dort wohnt doch die Eule, sie ist klug und sie kann sogar in der Nacht gut sehen. Deshalb muss ich jetzt auch schnell nach Hause eilen, damit sie mich nicht versehentlich als Abendessen mitnimmt. Auf Wiedersehen Tanja, und viel Erfolg beim Suchen!« Und schnell huschte die Maus zurück zu ihrem Mauseloch.

»Na gut«, meinte die Amsel, »steig schnell auf meinen Rücken, ich bringe dich bei der Eule vorbei«! Ich kletterte auf den Rücken der Amsel, legte die Arme um ihren Hals und machte vor Angst die Augen fest zu. Ich war bis dahin nämlich noch nie geflogen. Der Flug dauerte nicht sehr lange, denn kurz darauf schon landete die Amsel mit mir auf dem dicken bemoosten Ast einer Eiche. Sie schilderte der Eule mein Problem und flog dann schnell weiter zu ihren Jungen. Die Eule erschien mir riesig, und ich hatte ein klein wenig Angst, dass sie mich wie die Maus mit ihrem Abendessen verwechseln könnte. Sie schaute mich eine Zeit lang nachdenklich mit ihren tellergroßen Augen an. Dann fragte sie mich mit ihrer tiefen Bassstimme, die so golden und geheimnisvoll war wie ihre Augen, nach meinem Namen und meiner Adresse. Ich antwortete und sie dachte wieder eine Zeit lang ruhig nach, die Augen weit in die Ferne gerichtet. »Ich denke, ich habe die Lösung gefunden«, sagte sie schließlich. »Halt dich gut fest, denn wir müssen hoch hinauf, ich glaube, ich weiß wo dein Ring ist. Wir holen ihn ab, und dann bringe ich dich heim in dein Bett, denn du bist sicher müde, nach einem so aufregenden Tag.«

Es war für mich nicht ganz einfach, auf den Rücken der Eule zu klettern, aber ich schaffte es schließlich. Zwischen ihren Federn, war es warm, wie in meinem Bett. Diesmal machte ich auch beim Abflug die Augen nicht mehr zu. Ich fühlte mich ganz sicher zwischen ihren Flügeln. Wir flogen erst eine Zeit lang zwischen den Bäumen hindurch und dann immer höher, bis wir schließlich über den höchsten Wipfeln des Waldes waren. Es dämmerte schon, doch ich konnte am Waldrand deutlich unser Haus erkennen und mir wurde ganz leicht ums Herz, weil mir die Eule ja versprochen hatte, mich nach Hause zu bringen. Jetzt konnte ich das Fliegen richtig genießen. Unter uns schlängelte sich silbrig der Bach durch den Wald und am Horizont war schon hell leuchtend der Abendstern zu sehen.

»Festhalten«, sagte die Eule, »wir müssen einen kleinen Besuch bei der Elster machen«, und schon landete sie auf dem Wipfel einer hohen Fichte. Ich konnte in den dunklen Ästen gar nichts mehr erkennen, aber die Eule hatte meinen Ring schon erspäht. Höflich erzählte sie der Elster von meinem Missgeschick und bat sie um die Herausgabe des Ringes. Bevor sich meine Augen an die Dunkelheit gewöhnen konnten, bedankte sie sich und flog wieder los. Es war jetzt ganz dunkel geworden, nur der Mond schickte seine Silberstrahlen über Wald und Wiesen, und ich konnte in seinem sanften Licht meinen Ring im Schnabel der Eule glitzern sehen. Ich war so erfreut und beruhigt, dass ich wohl noch während des Heimfluges eingeschlafen bin, denn als ich wieder aufwachte, lag ich in normaler Größe in meinem Bett und der Ring steckte sicher an meinem Finger. Es hat allerdings eine Zeit lang gedauert, bis mir klar war, dass ich nur geträumt hatte.«

Die anderen Kinder und Maufuzius hatten gespannt zugehört. »So ein schöner Traum«, sagte Jonas und Marius meinte: »Du hast sicher gestern das Märchen von Däumelinchen gelesen und es mit Maufuzius' Warnung in einen Traumtopf geworfen.« »Das kann schon sein«, meinte Tanja, »aber ich würde doch gerne wissen, warum Eulen sogar im Dunkeln noch sehen können.« »Das hat mir mein Großvater erklärt«, berichtete jetzt Maufuzius stolz, »und wenn ihr wollt, kann ich euch die Übung zeigen, die die Eulen seit tausenden von Jahren jeden Abend für ihre Augen machen.«

Die Eule späht im Dunkeln

Die Eule ist bekannt für ihr gutes Sehen, das mit ihren scharfen Augen und der großen Beweglichkeit des Kopfes zusammenhängt. Wenn du gerne liest, Computer spielst oder viel fernsiehst, dann solltest du ab und zu diese Übung machen, um Hals und Nacken zu lockern und die Augen zu stärken.

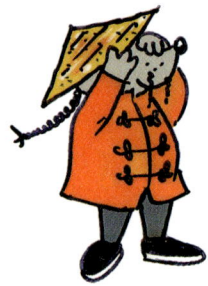

Grundhaltung: Sitzen auf der Stuhlkante (Rücken nicht anlehnen, auf die richtige Stuhlhöhe achten, die Oberschenkel parallel zum Boden), Füße schulterbreit und parallel, die Arme ruhen an der Körperseite.

Stell dir vor, du sitzt wie eine Eule auf einem Ast und schaust in die Dämmerung. Nicht die kleinste Bewegung entgeht deinen scharfen Augen.

Hebe deine Unterarme langsam an, bis die Hände neben deinem Hals stehen und bilde mit Daumen und Zeigefingern einen Kreis.

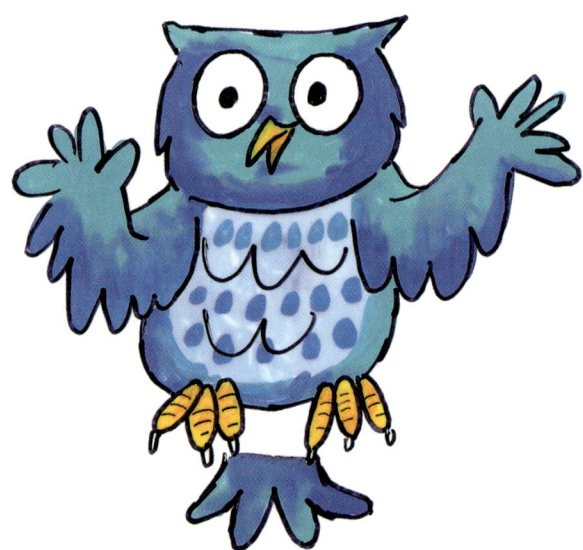

Drehe jetzt den Kopf nach links, hebe dabei etwas die linke Hand, bis der Fingerkreis in Höhe der Augen ist und schaue mit beiden Augen durch den Kreis hindurch. Lass dabei Hals und Rücken lang werden. Entspann dich und lasse den Kopf zurückgleiten und die Arme in die Ausgangsposition sinken. Wiederhole das Gleiche nach rechts.

Jetzt hast du etwas entdeckt, richtest dich auf und bringst beide Hände mit einem kräftigen Einatmen vor die Augen, sodass ein großer Kreis zwischen beiden Daumen und Zeigefingern entsteht. Mach dabei die Augen weit auf und schau durch den Kreis.

Lass dann mit dem Ausatmen die Hände seitlich sinken, entspanne den ganzen Körper und schließe für einige Atemzüge die Augen, damit sie sich vollkommen erholen können. Wiederhole diese Übung 3-mal.

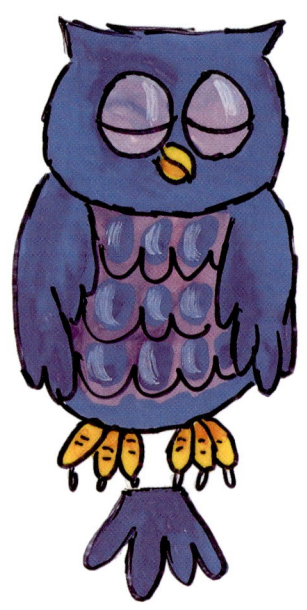

Der Adler erprobt seine Schwingen

Informationen für Eltern und Erzieher: *Die Adlerübung vermittelt Standfestigkeit, kräftigt die Muskulatur der Beine und fördert die Beweglichkeit der Schultern und Arme. Die Geschichte thematisiert Angst und den Mut, sie zu überwinden.*

Zwei junge Adler lernen das Fliegen

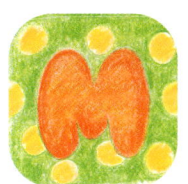

arius, Jonas und Tanja waren gerne draußen, um zu spielen und zu toben. Sie streiften oft in der Gegend umher, um Abenteuer zu erleben. Tanja liebte die Natur noch mehr als die anderen beiden. Sie hatte eine besondere Beziehung zu Pflanzen und Tieren. Stundenlang konnte sie allein im Garten sein, nachschauen, was neu gewachsen war und Insekten und andere Tiere beobachten. Das Amselnest im Garten entdeckte sie als Erste. Sie trug Sorge, dass die Amseln beim Brüten nicht gestört wurden. In jeder freien Minute besuchte sie die brütenden Eltern. Natürlich ganz vorsichtig, um sie nicht zu erschrecken. Sie achtete streng darauf, dass der Kater dem nistenden Paar nicht zu nahe kam.

Eines Morgens stürmte sie in das Esszimmer und rief begeistert: »Sie sind geschlüpft, endlich sind sie geschlüpft.« Alle rannten nach draußen und schlichen vorsichtig an das Nest heran. Sie zählten vier kleine Piepmätze. Sie waren ganz nackt und hatten noch geschlossene Augen. Doch es dauerte nicht lange, bis sie größer und kräftiger wurden. Ihre Eltern hatten alle Schnäbel voll zu tun, um sie satt zu bekommen. Tanja war immer in der Nähe. Jeden Tag gab es etwas Neues zu entdecken. Die Kleinen wurden immer größer, und sie würden wohl bald das Nest verlassen. Eines Morgens erschrak Tanja, als sie zum Nest kam. Es waren nur noch drei Jungvögel zu sehen. Sie suchte die Umgebung ab. Erleichtert atmete sie auf, als sie das Kleine unter einem Busch versteckt fand. Sie ließ es sitzen, da sie wusste, dass ihr menschlicher Geruch die Eltern davon abhalten würde, sich wieder ihrem Kleinen zu nähern. Sie fragte Maufuzius, was sie für die kleine Amsel tun könne. »Lass sie ruhig dort sitzen, die Eltern finden sie schon und füttern sie dann weiter. Sie hat nur etwas zu früh versucht loszufliegen. Bald wird sie das Fliegen gelernt haben. Achte nur darauf, dass der Kater nicht in diesen Teil des Gartens geht«, riet ihr Maufuzius. »Da bin ich aber froh«, atmete Tanja auf. »Die Amsel hat Glück, dass sie kein Adlerjunges ist, sonst wäre sie jetzt nicht mehr am Leben«, bemerkte Maufuzius. »Das klingt aber spannend, erzählst du mir eine Adlergeschichte?« bat Tanja. »Na gut, weil du es bist. Ich erzähle dir von den Adlerjungen Haka und Mika und wie sie das Fliegen lernten«, erwiderte Maufuzius. Sie suchten sich ein gemütliches Plätzchen, an dem sie das Nest und den Busch gut im Blick hatten und Maufuzius fing an zu erzählen.

»Haka und Mika waren junge Steinadler. Auf einem großen Bergmassiv, auf einem Felsvorsprung, in schwindelnder Höhe, hatten ihre Eltern das Nest gebaut. Die Eltern hatten diesen Platz ausgesucht, um vor Nesträubern sicher zu sein, weil sie oft lange unterwegs waren, um Futter zu suchen. In dieser Zeit war Haka mit seiner Schwester Mika alleine. Der Blick nach unten war atemberaubend. Senkrecht ging es über tausend Meter in die Tiefe. Die ganze Gegend lag zu ihren Füßen. Mit ihren scharfen Augen konnten sie alles beobachten, was unten geschah. Sie blickten über grüne Almen, bewaldete Hügel und Bäche, die in einen Fluss mündeten. An dem Fluss lag ein Dorf, in dem immer geschäftiges Treiben herrschte. Oft konnten sie Kühe weiden, Gämsen über Steine klettern und manch-

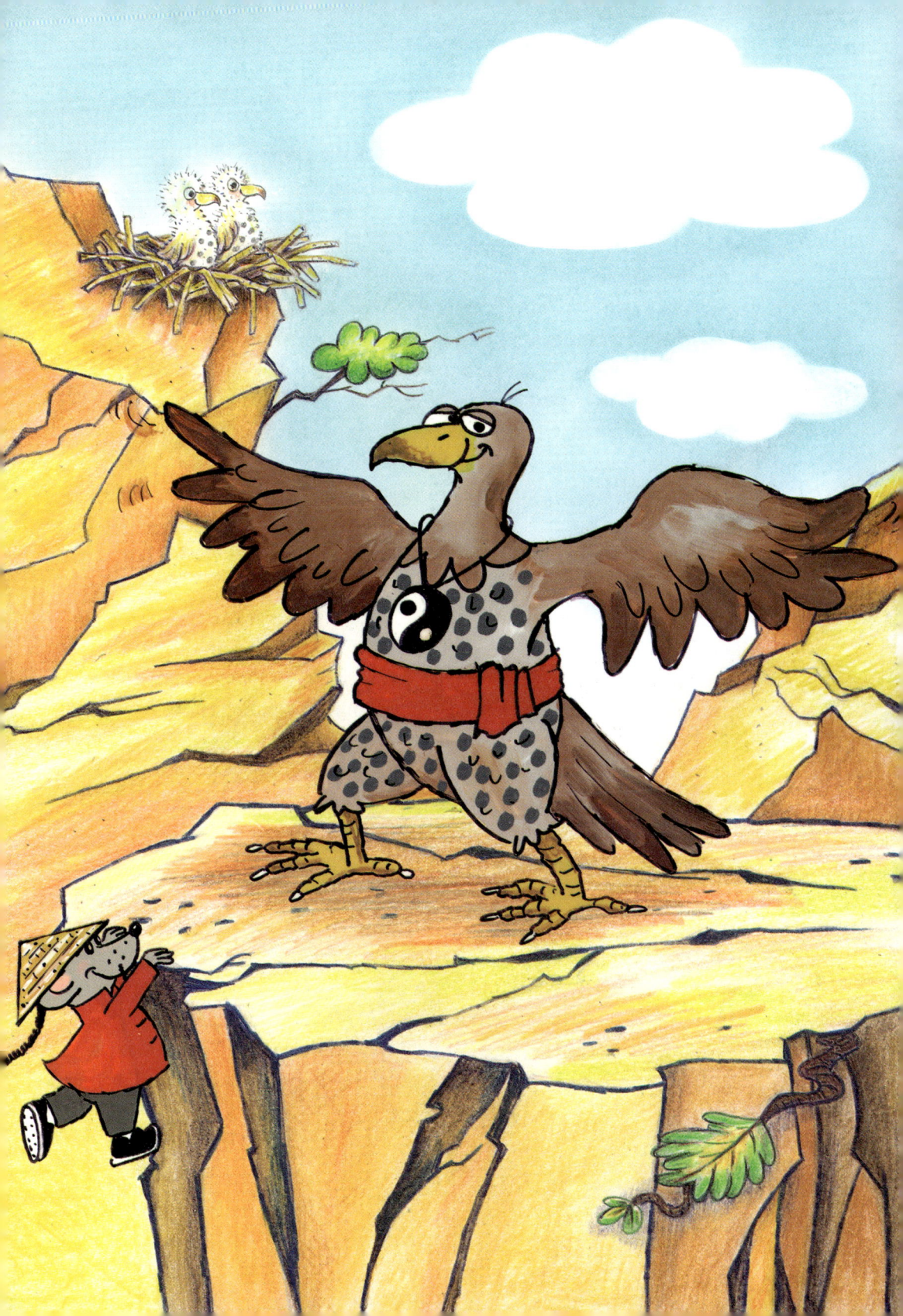

mal sogar Steinböcke kämpfen sehen. Obwohl die Eltern meistens weg waren, wurde ihnen selten langweilig.

Als die beiden größer wurden, blickten sie immer öfter sehnsüchtig ihren Eltern nach, wie sie majestätisch durch die Lüfte davonschwebten. Sie malten sich aus, wie schön es sein müsste, fliegen zu können. Mit der Zeit wuchsen ihnen immer mehr Federn und sie wurden kräftiger. Schon bald würde es so weit sein, sie könnten fliegen. Bis dahin trainierten sie fleißig. Sie erprobten ihre Schwingen. Dazu krallten sie sich fest an einen starken Ast des Nestes und begannen, mit den Schwingen zu schlagen. Von Tag zu Tag wurden die Schwingen kräftiger und sie mussten sich schon sehr gut festhalten, um nicht aus dem Nest in die Tiefe geweht zu werden. Manchmal wurden sie übermütig und versuchten, etwas vom Boden abzuheben. Ein schneller Blick in die Tiefe ließ sie aber sofort wieder vorsichtig werden. Eines Tages war es so weit, dass sie es nur noch wagen mussten. Die Schwingen waren geübt und kräftig, und sie hatten oft genug die Flugmanöver ihrer Eltern beobachtet. Es fehlte ihnen nur noch das nötige Selbstvertrauen. Immer wieder standen sie zögernd am Nestrand, blickten in die Tiefe und schreckten wieder zurück. Haka und Mika fühlten sich ganz klein und winzig. Lange diskutierten sie, wer es zuerst versuchen sollte. Jeder wollte der Erste sein, doch letztlich war die Angst größer. So vergingen einige Tage. Endlich kamen sie überein, dass sie es beide zusammen wagen würden. Gemeinsam wollten sie bis drei zählen und dann in die Tiefe springen. Sie stellten sich an den Nestrand, schauten sich noch einmal ermutigend an und fingen langsam an zu zählen: eins, zwei, drei…

Mika sprang mutig nach unten, breitete ihre Schwingen aus und flog unbeholfen, aber sie flog. Das machte sie überglücklich. Sie flog einen Kreis und kehrte zum Nest zurück. Haka schloss beschämt die Augen, als sie zurückkehrte. Er hatte sich nicht getraut. Mika tröstete ihn und versuchte, ihm Mut zu machen. Sie erzählte ihm, wie toll das Fliegen ist und dass er überhaupt keine Angst haben müsse, denn sie hatte es ja schließlich auch geschafft. Das Beispiel seiner Schwester machte Haka Mut, und er stellte sich wieder an den Rand des Horstes. Er breitete seine Schwingen aus, schloss die Augen und ließ sich in die Tiefe fallen. Die aufsteigende Luft nahm ihn auf, und er segelte durch die Lüfte. Langsam öffnete er die Augen, sah sich um und fühlte das wohlige Kribbeln in seinem Bauch. Er stieß einen wilden Glücksschrei aus. Zusammen mit Mika schwang er sich immer höher hinauf. Sie tobten herum und schon bald wagten sie die mutigsten Manöver. Mit angezogenen Schwingen ließen sie sich aus luftiger Höhe herabstürzen. Kurz bevor sie den Boden berührten, öffneten sie die Flügel wieder. Sie spielten Luftkampf, und einmal wären sie um ein Haar frontal zusammengeprallt. Die Eltern waren sehr stolz und gemeinsam segelten sie um das Bergmassiv. Sie brachten den beiden stundenlang ohne Anstrengung das Segeln und noch manch anderes Kunststück bei.«

»Schau mal, Maufuzius, dort fliegt eine der jungen Amseln. Sie ist bestimmt ganz stolz, auch wenn es nur ein Flug vom Kirschbaum zur Haselnusshecke war«, unterbrach Tanja. »Du würdest wohl auch gerne fliegen können?« fragte Maufuzius. »Na klar, mit deiner Geschichte hast du mir richtig Lust dazu gemacht. Es muss toll sein, ein Adler zu sein und über allem zu schweben«, antwortete Tanja. »Na ja, das Fliegen kann ich dir nicht ganz beibringen, doch von meinem Großvater habe ich die Adlerübung gelernt. Soll ich sie dir zeigen?« fragte Maufuzius. »Sehr gerne«, entgegnete Tanja. Die restliche Zeit bis zum Mittagessen verbrachten sie damit, ihre Schwingen zu erproben. Sie stellten sich auf Stühle und übten den Absprung und die Landung. Immer wieder beobachteten sie die Amseln und versuchten, sie nachzuahmen. Alles in allem hatten sie einen sehr vergnügten Vormittag.

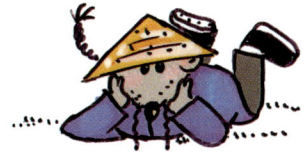

Der junge Adler erprobt seine Schwingen

Etwas Neues zu lernen oder an eine neue Aufgabe heranzugehen erfordert immer eine hohe Standfestigkeit und Mut. Adlernester sind hoch und man kann tief stürzen. Der junge Adler muss deshalb vor seinem ersten Flug die Flügel stärken. Dazu braucht er einen guten Halt, um nicht vom Nestrand zu fallen.

Für diese Übung lernst du einen wichtigen Schritt aus dem chinesischen Kung Fu (Kampfkunst), den »Bogenschritt«. Mit diesem Schritt kannst du selbst in schwierigen Situationen (z.B. in einem vollen Bus) sicher stehen.

Grundhaltung: Paralleler Stand

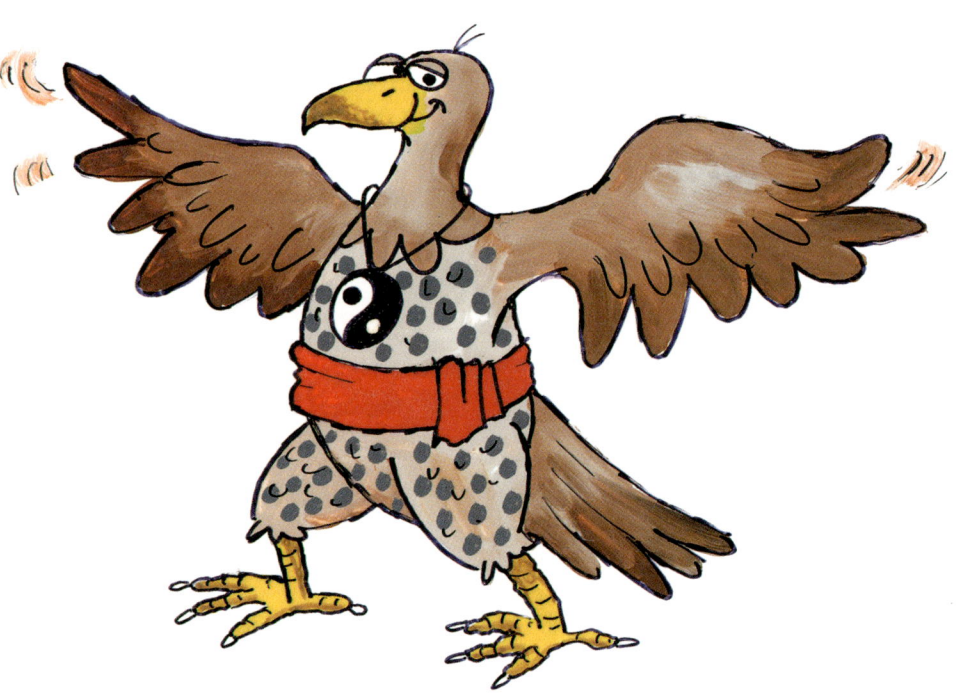

Setze einen Fuß einen kleinen Schritt nach vorne und achte darauf, dass du danach immer noch breit genug stehst. Den hinteren Fuß drehst du etwas nach außen, sodass die Zehen schräg nach vorne zeigen. Jetzt stehst du bequem und stabil. Schaukle in dieser Stellung etwas vor und zurück, um die Standfestigkeit zu erspüren. Deine Beine sollten leicht gespannt und elastisch wie ein Bogen sein.

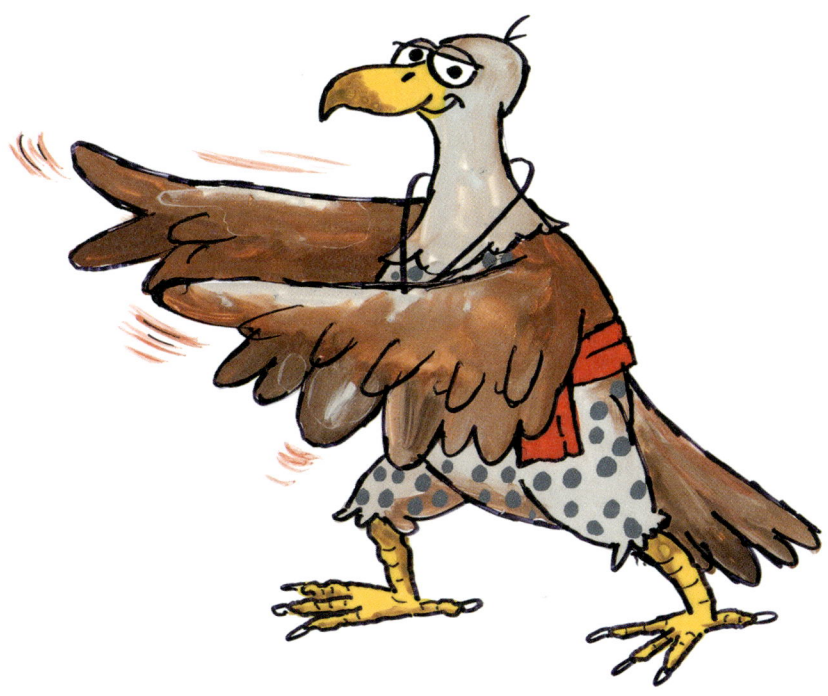

Hebe nun die Arme seitlich an, die Handflächen weisen nach vorne. Wenn du dein Gewicht jetzt nach vorne verlagerst, schließen sich die Schwingen vorne.

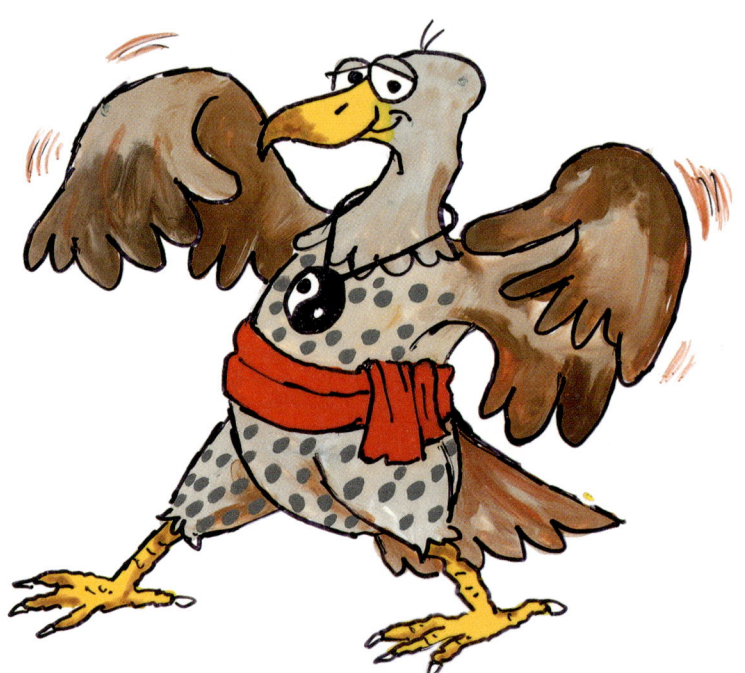

Beim Zurückverlagern des Gewichts öffnen sich die Flügel wieder.

Denk daran: Die Flügel müssen locker sein, sonst kann man nicht fliegen.

Der Storch steht auf einem Bein und putzt die Flügel

> **Informationen für Eltern und Erzieher:** Das Stehen auf einem Bein fördert den Gleichgewichtssinn. Der ständige Wechsel zwischen dem Dehnen und Heranziehen der Arme entwickelt die Bewegungskoordination und regt die Kommunikation von linker und rechter Gehirnhälfte an.

Warum der Storch auf einem Bein steht

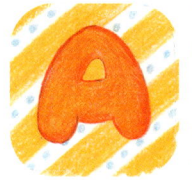

An einem schönen Frühlingsabend saßen die Kinder mit Maufuzius vor dem Haus und bewunderten den Himmel, der sich wie veilchenblaue Seide im letzen Abendlicht über ihnen ausbreitete. Plötzlich sahen sie über dem Wald von Süden her zwei riesige Vögel herankommen. Noch nie hatten sie so große Vögel gesehen! Marius meinte, die beiden wären sicher aus dem Zoo in der Stadt ausgebrochen und Jonas dachte sogar heimlich an Flugsaurier. Als die beiden dann am Waldrand auf der großen Wiese am Bach landeten, sagte Tanja schließlich nachdenklich: »Wenn wenigstens einer von ihnen im Schnabel ein Tuch mit einem Baby tragen würde, dann wären es sicher Störche. In meinem Bilderbuch sehen die Störche jedenfalls genauso aus.« »Und da hast du auch Recht Tanja«, meldete sich Maufuzius, »es sind wirklich Störche, und wie ich von meinem Großvater weiß, haben früher jedes Jahr auf dem Kirchturm in unserem Dorf Störche genistet. Deshalb steht ja noch das große Wagenrad auf der Kirchturmspitze. Vielleicht haben sie in diesem Jahr wieder hergefunden.«

»Schau mal, wie lange die auf einem Bein stehen können«, wunderte sich Jonas.

»Wollt ihr wissen, warum die Störche auf einem Bein stehen?« fragte Maufuzius. »Mein Großvater war nämlich auf einer seiner Reisen auch in Afrika und hat dort die Geschichte von einem Märchenerzähler gehört.«

Natürlich wollten die Kinder die Geschichte von Maufuzius' Großvater hören. Sie setzen sich ganz eng zueinander und legten sich eine Decke über die Schultern, denn es war schon etwas kühl geworden, und Maufuzius begann zu erzählen:

»Ihr müsst wissen, dass die Störche jedes Jahr im Herbst, wenn es kalt wird bei uns und die Teiche zufrieren, eine lange Reise bis nach Afrika machen. Sie fliegen dabei über die Alpen und über Italien und dann ein kleines Stück übers Meer nach Sizilien. Dort ruhen sie sich ein paar Tage aus und fliegen dann die weite Strecke über die große Wasserfläche bis in warme afrikanische Länder.

Sie haben einen sehr guten Orientierungssinn und finden immer wieder genau den Ort, den ihre Vorfahren einmal ausgesucht haben. Damals waren alle Störche völlig schwarz, so wie heute die Schwarzstörche. Vor vielen hundert Jahren aber gab es im Herbst einmal einen gewaltigen Sturm, der von Westen kam und die Störche mitten auf dem Meer überraschte. Die meisten konnten sich auf eine kleine Insel retten und dort besseres Wetter abwarten, zwei von ihnen wurden aber von einem Wirbelwind ganz hoch hinauf getragen und mit großer Geschwindigkeit trug er die beiden Pechvögel immer weiter nach Osten.

Das dauerte einige Tage, und als der Sturm nachließ und sie wieder die Erde unter sich sehen konnten, waren sie in einem völlig fremden Land, in dem die Menschen nicht wie in Afrika nur dunkelhäutig oder wie bei uns hier nur hellhäutig waren. Es gab dort Menschen aller Hautfarben von elfenbeinweiß bis ebenholzschwarz. Alle hatten aber tiefschwarzes Haar und waren sehr schön, anmutig und äußerst beweglich. Sie waren in

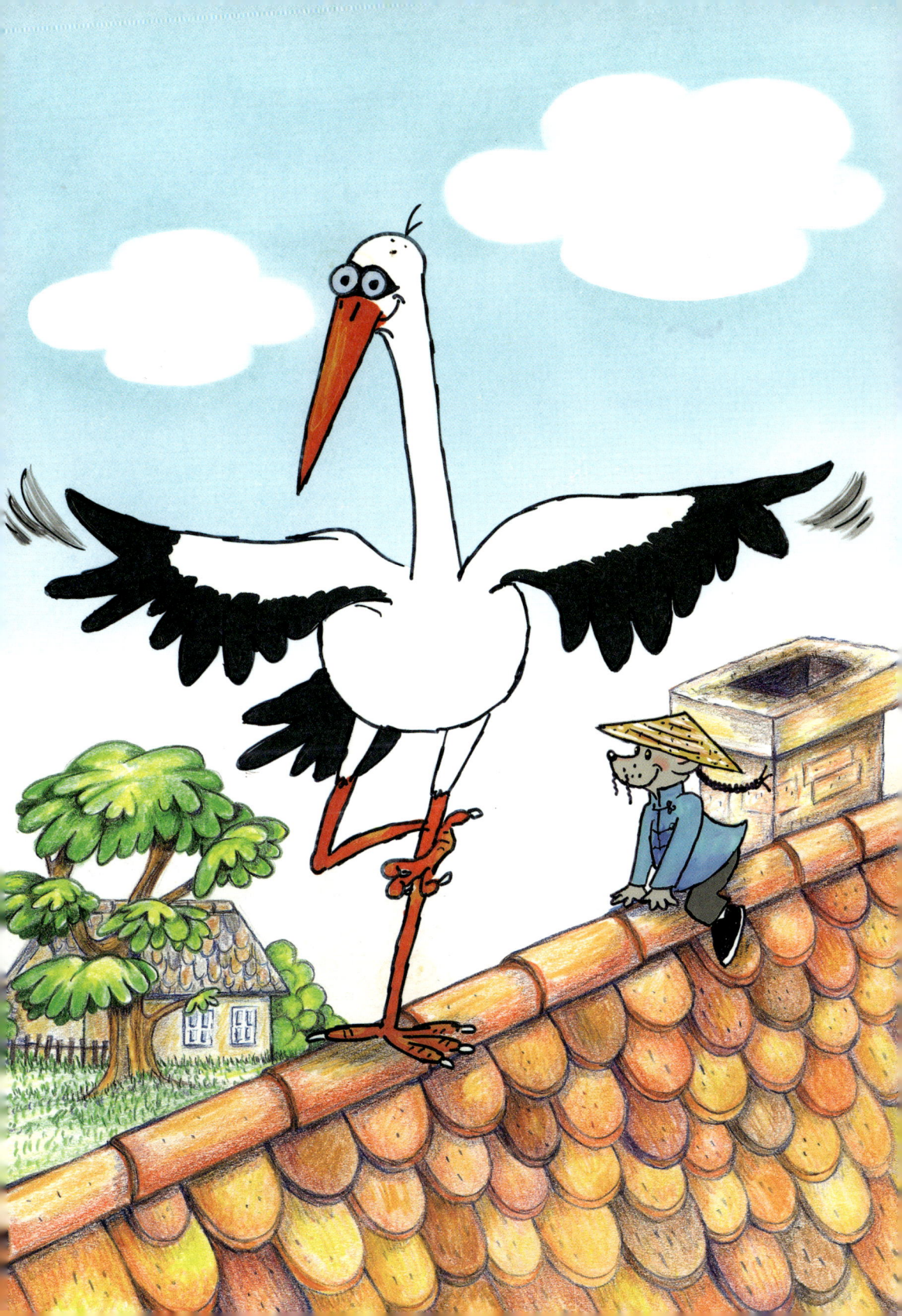

einem Ort gelandet, in dem die Kirchen nicht, wie bei uns, nur einen Turm haben, sondern viele kleine und große Türme. Alles ist wunderschön bemalt oder sogar vergoldet, und die Menschen verneigen sich vor friedlich lächelnden Statuen. Wegen der großen Hitze werden dort keine Kerzen angezündet, sondern nur Räucherstäbchen abgebrannt, die wunderbar duften. Unsere beiden Pechvögel hatten so viel Neues zu bestaunen, dass sie zunächst gar nicht bemerkten, wie sie aussahen. Erst als ein kleiner Junge mit dem Finger auf sie zeigte und seine Mutter fragte: »Was sind das denn für seltsame langbeinige Geier?«, schauten sie sich gegenseitig an, und dann an sich selbst herab. Da schämten sie sich ganz schrecklich, denn sie waren bis auf die Schwanz- und Flügelfedern vom Sturm ganz nacktgerupft. Sie sahen noch viel schlimmer aus als die Geier, die ja nur nackte Hälse haben. Sie waren traurig und merkten jetzt auch, dass sie sehr hungrig waren und völlig erschöpft. Alles war heiß und staubig und an dem Fluss, der durch die Stadt floss, waren so viele Menschen, dass sie sich in ihrer Nacktheit nicht hineintrauten. Sie versteckten sich hinter einem blühenden Busch in der Tempelanlage, steckten die nackten Köpfe unter die nackten Flügel und schliefen vor Müdigkeit sofort ein.

Als sie wieder aufwachten, stand zu allem Überfluss ein wunderschöner Pfau vor ihnen und zeigte in einem großen Rad sein prächtiges Gefieder. »Was seid ihr denn für seltsame, langbeinige Geier«? fragte auch der Pfau. Die beiden erzählten ihm ihre Geschichte und fragten ihn, ob er nicht wisse, wie sie wieder zu Federn kommen könnten und vor allem, wo sie etwas zu fressen bekämen. Der Pfau drehte sich einmal, schlug wieder ein großes Rad und antwortete: »Leider kann ich euch da nicht weiterhelfen, ich bin nämlich viel zu sehr mit meiner Schönheit beschäftigt und habe keine Zeit zum Nachdenken. Außerdem werde ich jeden Tag gefüttert. Aber unten am Fluss steht ein weiser Mann, der steht den ganzen Tag auf einem Bein und bekommt sein Essen auch von fremden Menschen, obwohl er nicht so schön ist wie ich. Vielleicht weiß er einen Rat für euch.« Damit stolzierte der Pfau federspreizend wieder davon.

Am Abend wagten sich unsere beiden Pechvögel wieder zum Fluss und suchten den weisen Mann. Er stand tatsächlich fast nackt, nur mit einem

Turban und einem Tuch um die Hüften, auf einem Bein am Ufer und schaute völlig geistesabwesend über den Fluss. Da sie ihn nicht stören wollten, stellten sie sich links und rechts neben ihn, zogen wie er ein Bein nach oben und warteten einfach ab. So standen sie die ganze Nacht neben ihm, und als die Sonne über dem großen Fluss aufging, sprach der alte Mann zu ihnen: »Ich kenne eure Geschichte schon, denn in einer Stadt mit so vielen Menschen verbreiten sich Neuigkeiten schnell. Ich habe aber auch bemerkt, dass ihr kluge Vögel seid. Ihr habt euer Problem schon selbst gelöst. Bleibt hier bei mir stehen, denn nur die Zeit kann euch helfen. Ich werde dafür sorgen, dass Ihr täglich eine kleine Futterration bekommt und ich lasse euch einen Turban gegen die Sonne und ein Tuch gegen die Scham bringen. Wer genügend Geduld hat, um die Welträtsel zu lösen, dem werden auch die Federn wieder nachwachsen.« Die zwei Pechvögel hielten sich schon vor lauter Erschöpfung an den Rat des weisen Mannes, nur wechselten sie, anders als er, ab und zu das Standbein. Tatsächlich kam noch am gleichen Morgen eine schöne junge Frau, die ganz in ein buntbesticktes Tuch gehüllt war, und brachte ihnen wie versprochen Kleidung und Nahrung. So standen die drei Tag für Tag und Nacht für Nacht, und nach sieben mal sieben Tagen und Nächten merkten sie, wie die Haut zu jucken anfing und sich erste kleine Stoppelchen zeigten. Da sie durch die Übung mit ihrem Meister Geduld und Harmonie gelernt hatten, begannen sie jetzt mit anmutigen Bewegungen ihre Flügel abwechselnd links und rechts heranzuziehen, um die Federn beim Wachsen zu unterstützen und gleichzeitig wieder Kraft und Beweglichkeit in die Flügel zu bringen. Sie hatten nämlich während des Wartens tatsächlich ein Welträtsel gelöst: Jedes Lebewesen hat seinen Platz in dieser Welt, und wenn man immer auf sein Gleichgewicht achtet, geht oder fliegt man vertrauensvoll durchs Leben und findet seinen Platz.

Nach weiteren sieben mal sieben Tagen konnten sie ihre Lendentücher abnehmen, denn sie hatten wieder ein wunderbares Federkleid. Die neuen Federn waren wie durch ein Wunder weiß nachgewachsen und nur die Schwanz- und Flügelspitzen waren noch schwarz. Sie verabschiedeten sich mit ehrfürchtigen Verbeugungen von ihrem Meister und flogen mit großer Sicherheit direkt zurück nach Europa in ihr vertrautes Dorf. Die Nachkommen von unserem weit gereisten Storchenpaar fliegen wie zuvor jeden Herbst nach Afrika. Man erkennt sie nur an ihrem schwarzweißen Federkleid und daran, dass sie lange auf einem Bein stehen.

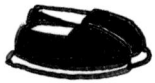

Der Storch steht auf einem Bein und putzt die Flügel

Der Storch sucht seine Nahrung in feuchten Wiesen und im Sumpf. Er steht dabei häufig auf einem Bein, vor allem wenn er sich ausruht oder putzt. Er hat kräftige, breite Flügel und muss dafür sorgen, dass sein Gefieder immer sauber und flugbereit ist. Es ist leichter, auf einem Bein zu stehen, wenn man mit den Armen das Gleichgewicht ausbalancieren kann. Mit dieser Übung kannst du dein Gleichgewicht verbessern und Arme und Schultern kräftigen. Wenn du ein Skateboard hast oder Inline Skates, wird dir diese Übung sicher nützen.

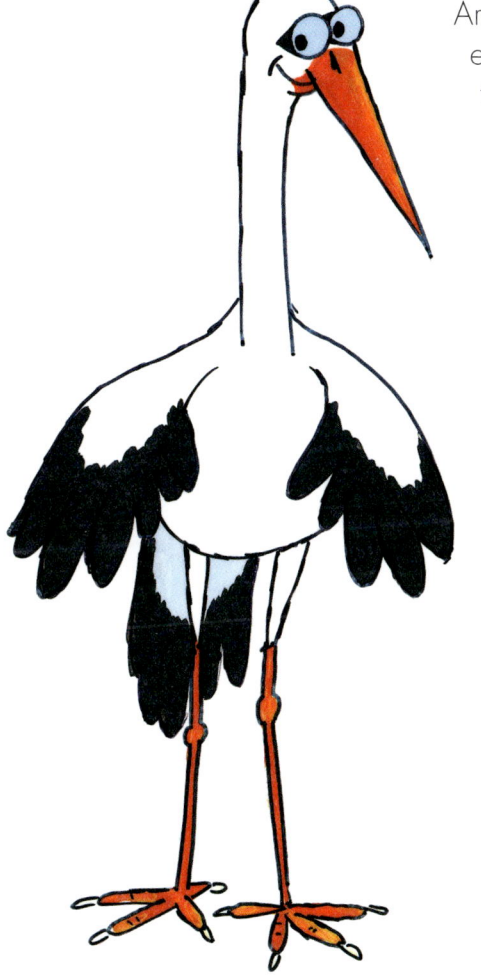

Grundhaltung: Stell dich so, dass deine Fersen sich leicht berühren und die Fußspitzen etwas nach außen zeigen.

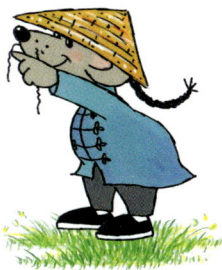

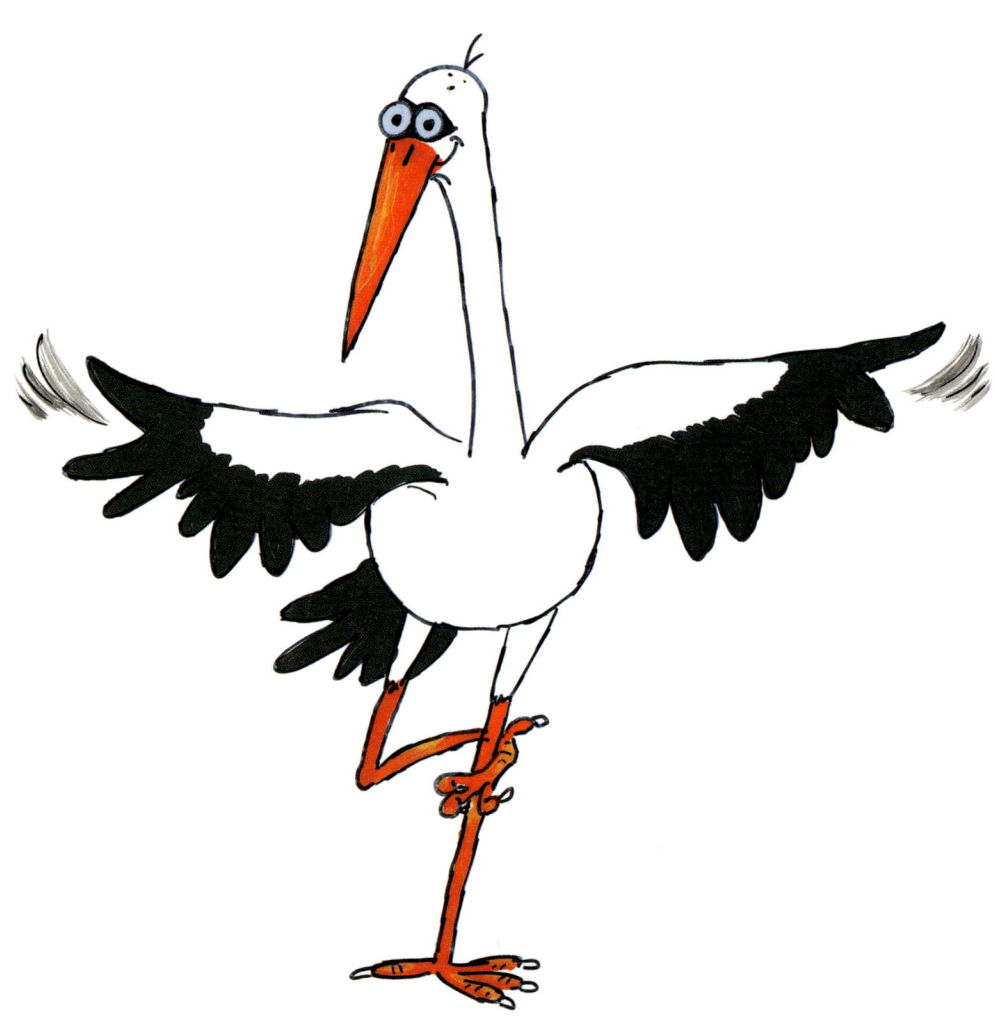

Verlagere jetzt dein Gewicht ganz in das linke Bein. Du musst dabei im Fuß-, Knie- und Hüftgelenk etwas nachgeben, denn mit steifen Gelenken kannst du keinen sicheren Stand aufbauen. Das rechte Bein ist jetzt ganz leicht und du kannst es nach oben ziehen, bis der Fußrücken locker auf der Wade des anderen Beines ruht. Gleichzeitig hebst du beide Arme bis in Schulterhöhe. Die Handflächen zeigen nach unten.

Dann lässt du den rechten Ellbogen nach unten sinken und führst dabei die rechte Hand Richtung Schulter. Das Handgelenk ist dabei ganz locker.

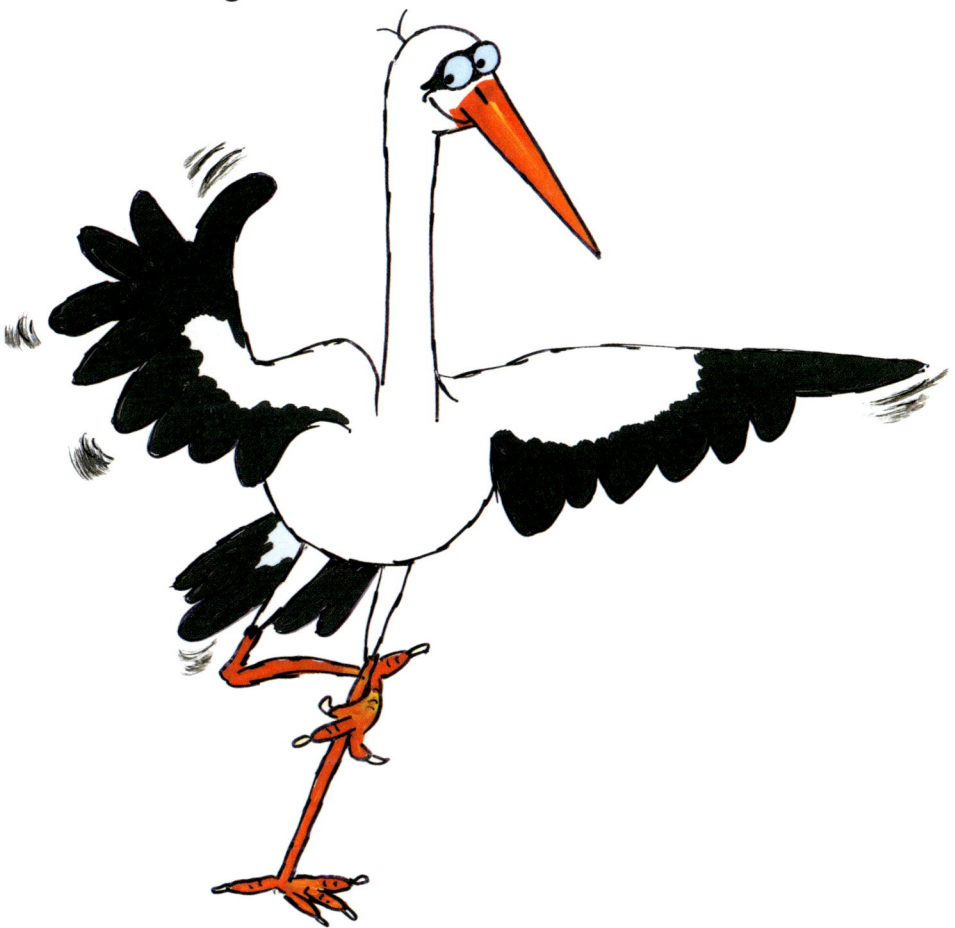

Richte dann die Handfläche auf und schiebe die Hand nach außen. Gleichzeitig sinkt der linke Ellbogen und du führst die linke Hand Richtung Schulter. Beide Arme machen versetzt zueinander die gleiche Bewegung. Wird ein Arm herangezogen, streckt sich der andere gleichzeitig. Wiederhole die Übung 3-mal nach links und 3-mal nach rechts.

Diese Übung geht ganz schön in die Beine. Findest du es nicht erstaunlich, dass Störche stundenlang auf einem Bein stehen können, ohne sich anzustrengen? Als Abschluss der Übung kannst du zur Lockerung noch einmal deine Beine dehnen und deine »Flügel« ausschütteln. Gehe dazu in die Ausgangsposition zurück. Achte darauf, dass die Beine gestreckt, aber die Knie nicht ganz durchgedrückt sind. Lass dich nun langsam vorneüber hängen. Entspanne den Oberkörper. Kannst du spüren, wie die Schwere deines Körpers den Rücken und die Rückseite der Beine dehnt? Bewege nun ganz spielerisch die Arme und Schultern. Wenn du ganz locker geworden bist, rollst du dich langsam wieder nach oben. Wenn sich Atmung und Herzschlag ganz beruhigt haben, bist du bereit für neue Taten.

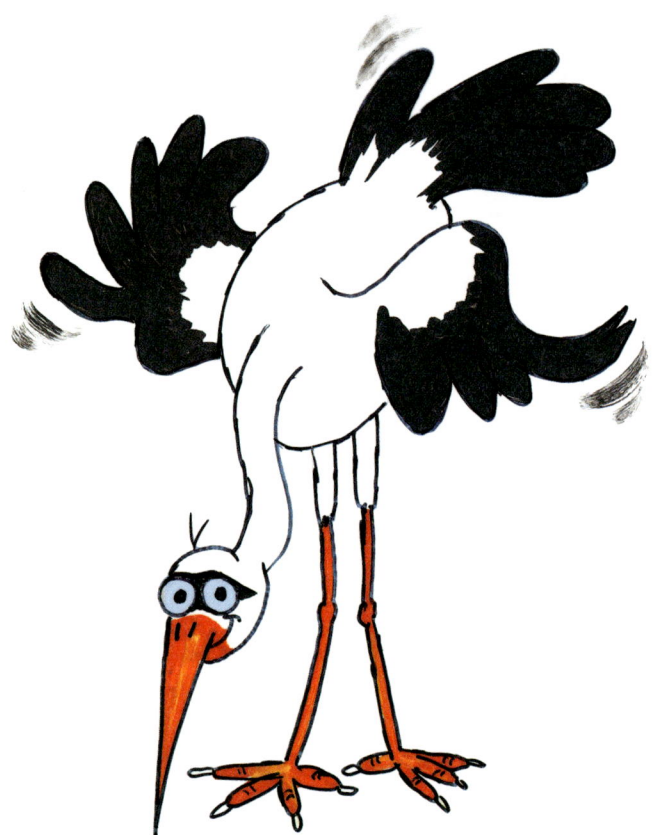

Der Kranich schreitet mit Flügelschlag

> **Informationen für Eltern und Erzieher:** *Diese Gleichgewichtsübung ergänzt das Stehen auf einem Bein und erschließt den Kindern eine sichere Bewegung im Raum. Durch das langsame Schreiten entwickelt sich ein Gefühl für Ruhe in der Bewegung. Die Geschichte zu dieser Übung hilft den Kindern, mit ihren Streitigkeiten besser umzugehen.*

Der Kranich und der Fuchs

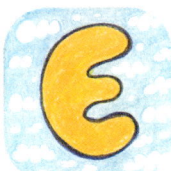
ines Tages war es wieder so weit. Marius, Jonas und Tanja lagen sich in den Haaren. Im Grunde liebten sich die drei Geschwister sehr. Die beiden Jüngeren, Tanja und Jonas, bewunderten ihren großen Bruder Marius und versuchten immer alles genauso gut wie dieser zu machen. Das schmeichelte Marius natürlich. Er half den beiden oft bei Schwierigkeiten und ließ sie meistens bei seinen Spielen mitspielen. Aber wie es nun einmal so ist unter Geschwistern, bei jeder sich bietenden Gelegenheit stritten sie. Sie wollten alle immer genau das gleiche Spielzeug oder alle das größte Stück Kuchen. Manchmal standen sie sich wutschnaubend im Kinderzimmer gegenüber und versuchten, sich gegenseitig das Spielzeug aus den Händen zu reißen. Damit gingen sie Maufuzius ziemlich auf die Ner-

ven. Er liebte den häuslichen Frieden. Wenn die Drei wieder am Streiten waren, verdrückte er sich normalerweise in den Garten.

An diesem Tag war das aber schlecht möglich. Es war kalt und regnerisch und Maufuzius hatte einfach keine Lust, nach draußen zu gehen. So blieb er im Haus und verfolgte wohl oder übel die Auseinandersetzungen. Immer wieder fanden die Drei einen Grund zum Streiten. Ständig flogen knallend Türen ins Schloss, schallte wütendes Gebrüll durchs Haus und manche Träne wurde geweint. Am Abend, als alle missmutig und schlecht gelaunt beim Abendessen saßen, fiel ihnen auf, dass Maufuzius fehlte. Der Käseteller blieb unberührt. Nach dem Essen suchten sie ihn. Sie fanden ihn still und betrübt hinter dem Bettkasten sitzen. Zum ersten Mal erlebten ihn die Kinder traurig. Aller Streit war vergessen, sie machten sich Sorgen um ihren Freund. »Maufuzius, was ist denn los?« fragte Tanja. »Du wirst uns doch nicht krank werden«, ergänzte Jonas. »Nein, ich bin nicht krank, ihr seid es, die mich traurig machen«, entgegnete Maufuzius. »Wieso machen wir dich traurig?« fragte Marius ungläubig. »Immer kämpft ihr, ohne zu wissen, wann man kämpft und wie. Kämpfen und Streiten ist eine Kunst, und es ist wichtig, sie richtig zu erlernen, sonst entsteht nur Zerstörung, Wut und Traurigkeit«, erklärte ihnen Maufuzius. »Kommt, setzt euch her, dann erzähle ich euch die Geschichte von dem Kampf zwischen dem Kranich und dem Fuchs. Dann werdet ihr verstehen, was ich meine«, schlug er ihnen vor. Bereitwillig setzten sich die Drei zu ihm und lauschten seiner Geschichte.

»Dies ist die Geschichte von der Entstehung des Kung Fu in China, so wie mein Großvater sie mir überliefert hat«, begann Maufuzius. »Vor langer Zeit zog sich eine Anzahl Mönche zum Meditieren in die Einsamkeit zurück. Sie bauten sich einen Tempel und nannten ihn nach der Gegend, Shaolin-Tempel. Dort lebten sie im Frieden mit der Natur und pflegten ihre Meditationsübungen. Zu ihren wichtigsten Zielen gehörte, untereinander Frieden zu halten, ihren Mitmenschen eine Stütze zu sein und allen Lebewesen zu helfen. Das war natürlich nicht immer leicht, denn wo Menschen zusammen leben, gibt es auch Streit und Auseinandersetzungen. Da aber allen der Friede am Herzen lag, konnten sie immer wieder eine Lösung für

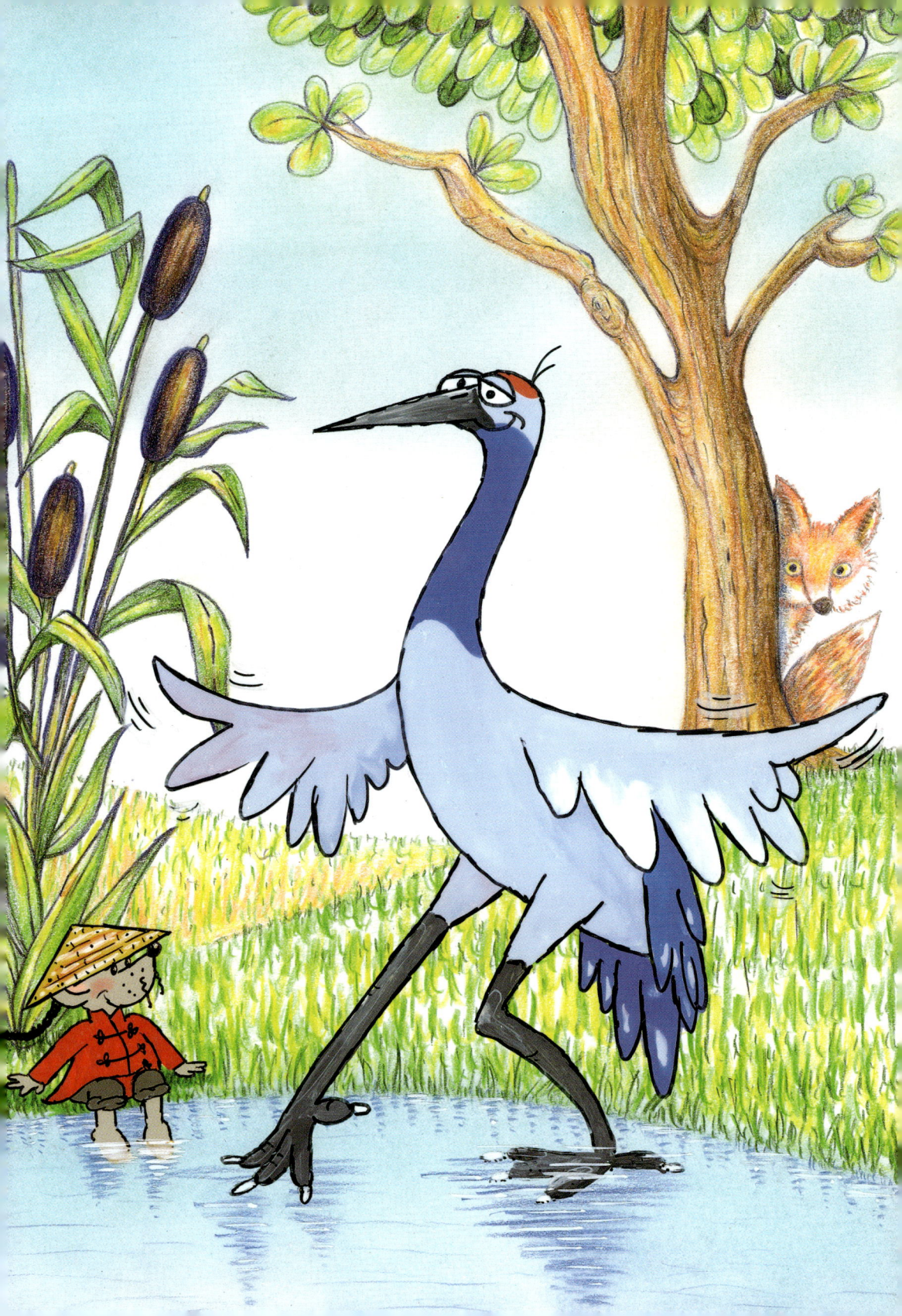

ihre Streitigkeiten finden, ohne zu kämpfen und sich zu verletzen. Alle halfen sich gegenseitig, und so dauerte es nicht lange, bis ihr Tempel immer schöner und größer wurde. Die angelegten Felder brachten reiche Frucht, das Vieh war gesund und der Tempel wurde immer wohlhabender. Dadurch wurde allerhand Gesindel angelockt. Diese schlechten Menschen nützten die Einsamkeit und die Abwesenheit von Richtern und Polizei, um immer wieder das Kloster zu überfallen und den Mönchen ihre Vorräte zu rauben. Das ging so weit, dass die Mönche anfingen, Hunger zu leiden.

In ihrer Not versammelten sie sich beim Abt, das ist der Klostervorsteher, und suchten gemeinsam eine Lösung. Ihre friedliche Einstellung verbot ihnen das Kämpfen, andererseits wollten sie auch nicht verhungern. Was sollten sie also tun. Es fiel ihnen nichts Vernünftiges ein und sie wurden immer verzweifelter. Einige riefen auf zum Kampf, andere schlugen vor, wegzuziehen und wieder andere wollten mit den Räubern verhandeln. Nach einer heftigen Diskussion ergriff der Abt das Wort: »So finden wir nie eine gute Lösung. Unsere Stärke ist die Ruhe in der Meditation, in ihr können wir am ehesten eine Antwort auf unsere Frage finden, ob wir kämpfen oder auf unseren Besitz verzichten sollen. Ich fordere euch auf, euch zurückzuziehen in die Stille und nach einem Lösungsvorschlag zu suchen.« Die Versammlung zerstreute sich und alle machten sich auf zu ihrem Lieblingsplatz, um in der Ruhe nachzudenken.

Nur ein junger Mönch ging stattdessen hinaus in den Wald. Er war viel zu aufgeregt, um sich sogleich hinzusetzen und zu meditieren. Nachdem er lange durch die hügelige Gegend gewandert war, kam er zu einem See. Er ging zum Ufer, denn er hatte großen Durst. Im Schilf entdeckte er ein Kranichnest. Neugierig lugte er hinein und beobachtete die Kranichjungen. Vorsichtig zog er sich wieder zurück, um die Jungen nicht zu ängstigen. Am Uferrand ließ er sich nieder und ließ die friedliche Szene auf sich wirken. Von seinem Platz aus konnte er die Kranicheltern beim Fischen beobachten. Sie staksten durch das flache Wasser, immer auf der Suche nach kleinen Fischen für ihre Jungen. Ein schneller Stoß mit ihrem Schnabel und schon hatten sie einen Fisch gefangen. Der Mönch bewunderte ihre Geschicklichkeit und ihre Anmut. Gegen Abend tauchte ein Fuchs am Ufer auf. Vorsichtig witternd hielt er seine Nase in die Luft. Der Wind stand ungünstig, gleich würde er das Kranichnest bemerken. Zum Glück hatte der Kranichvater aufgepasst. Mutig näherte er sich flügelschlagend dem Fuchs, bis er dessen Aufmerksamkeit erregt hatte. Dadurch wurde dieser vom Nest abgelenkt. Der besorgte Vater stellte sich dem Fuchs zum Kampf. Immer wieder wich er geschickt dem Fuchs und seinen gefährlichen Zähnen aus. Er tanzte um den Fuchs herum, lenkte ihn mit seinen Flügelschlägen ab und konterte seine Angriffe mit seinem langen Schnabel. Der Fuchs konnte ihn weder beißen noch packen. Nach einem zähen Kampf gab er endlich auf und trollte sich in Richtung Wald.

Der Mönch, der dies alles beobachtet hatte, war von dem Kampf sehr beeindruckt. Schnell lief er zum Tempel und erzählte dem Abt von dem Kampf. Dieser dachte lange über das Ereignis nach und entdeckte ihn ihm die Lösung für ihre Probleme. »Es gibt einen Unterschied zwischen Angriff und Verteidigung. Der Kranich wird den Fuchs nie besiegen, aber sein Leben und das seiner Jungen schützt er doch«, dachte er bei sich. In der Folgezeit entwickelte er zusammen mit dem Mönch einen Kampfstil, der die Kranichbewegungen nachmacht und dadurch eine wirkungsvolle Verteidigung gegen wilde Angreifer ermöglicht. Sie nannten diesen Kampfstil »Kung Fu«, was soviel heißt wie »intensiv üben«. Alle Mönche trainierten begeistert dieses »Kranich Kung Fu«. Als die Räuber das nächste Mal angriffen, waren sie von den wehrhaft gewordenen Mönchen überrascht. Sie konnten die Mönche nicht mehr besiegen. In der Folgezeit versuchten sie es noch ein paar Mal ohne Erfolg und gaben es schließlich auf. Einige Räuber wurden daraufhin selber Mönche und der Rest zog in andere Gegenden, um sich entweder niederzulassen oder weiterhin als Räuber zu leben. Die Mönche freuten sich sehr über ihren Erfolg. Seit diesem Tag wird das Kung Fu von den Mönchen gepflegt und weiterentwickelt. Es entstanden im Laufe der Zeit noch viele Tierstile, unter anderem auch das Taijiquan, das Schattenboxen. Nicht alle sind kämpferisch, manche dienen der Heilung und andere der Meditation. Der Kranich wird von ihnen als Sinnbild für Weisheit und ein langes Leben geehrt.«

Die Geschichte war zu Ende. Die Kinder waren zwischenzeitlich sehr nachdenklich geworden. »Heißt das jetzt, dass wir nicht mehr streiten dürfen?« fragte Marius. »Natürlich dürft ihr streiten«, entgegnete Maufuzius, »streiten ist wichtig, aber ihr solltet euch Gedanken darüber machen, wann und wie ihr streitet. Darüber könnt ihr ja jetzt noch in aller Ruhe nachdenken. Ich werde währenddessen in die Küche gehen, die Geschichte hat mich jetzt doch hungrig gemacht. Nach dem Essen komme ich noch einmal zu euch und dann machen wir vor dem Schlafengehen zusammen die Kranichübung«, sprach's und verschwand in Richtung Küche.

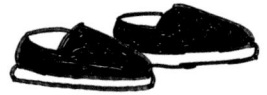

Der Kranich schreitet mit Flügelschlag

Der Kranich ist ein elegantes Tier mit prächtigem Gefieder. In Asien ist er ein Symbol für Glück und langes Leben. Er sucht seine Nahrung in flachen Gewässern. Er schreitet dabei vorsichtig und elegant durch das Wasser. Bei dieser Übung lernst du den Kranichschritt kennen. Du kannst dabei die Fähigkeit, das Gleichgewicht zu halten, in die Bewegung umsetzen. Diese Übung verschafft dir mehr Sicherheit, wenn du das nächste Mal auf einem Baumstamm oder beim Turnen auf dem Schwebebalken balancierst.

Grundhaltung: Stell dich so, dass sich deine Fersen leicht berühren und die Fußspitzen etwas nach außen zeigen.

Verlagere jetzt dein Gewicht ganz in das linke Bein. Du musst dabei im Fuß-, Knie- und Hüftgelenk etwas nachgeben, denn mit steifen Gelenken kannst du keinen sicheren Stand aufbauen. Das rechte Bein ist jetzt ganz leicht und du kannst es anheben, um dann einen »Kranichschritt« nach vorne zu machen. Dabei lässt du die Fußspitze locker hängen und tippst zuerst mit den Zehen auf den Boden.

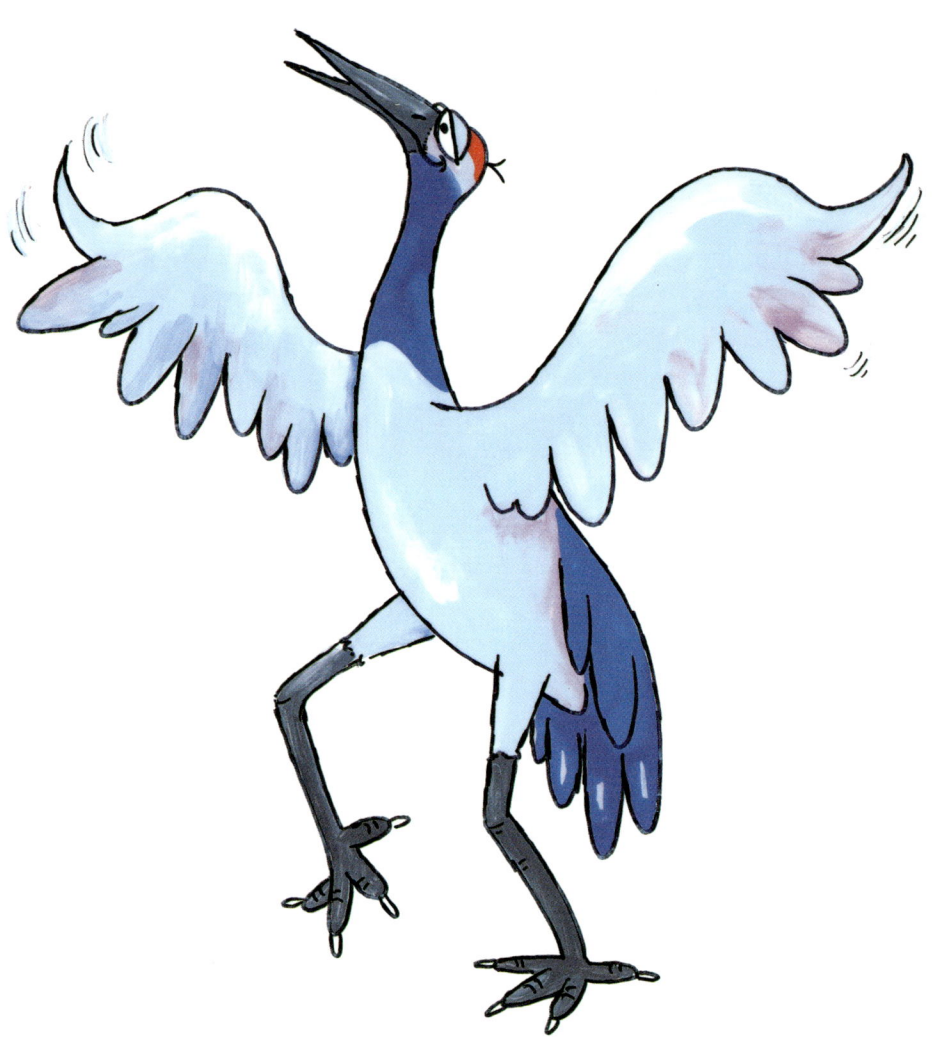

Achte dabei darauf, dass du das Bein hoch genug hebst und deine Schritte nicht zu lang werden.
Wenn du das Bein hebst, gehen deine Arme seitlich mit nach oben. Beim Aufsetzen des Fußes sinken die »Flügel« entspannt nach unten. Beim Heben sind die Handgelenke locker, beim Sinken richten sich die Finger auf.

Gehe solange geradeaus oder im Kreis, bis du dich dabei so sicher und elegant wie ein Kranich fühlst.

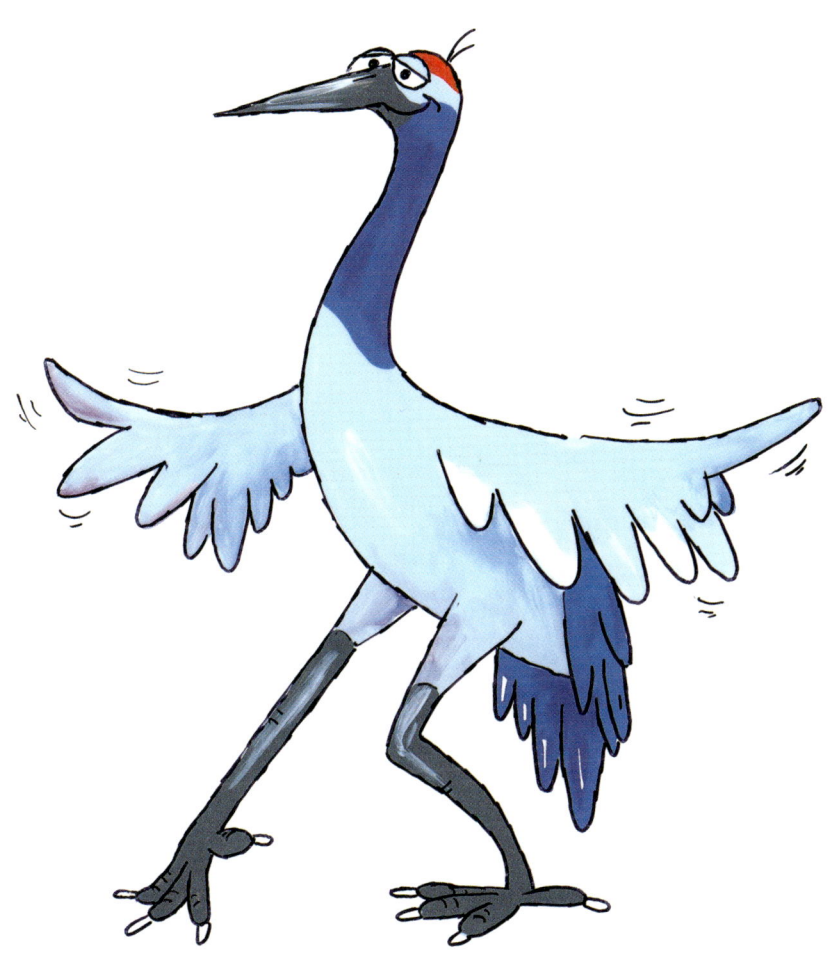

Der Elefant nimmt ein Sandbad

Informationen für Eltern und Erzieher: *Die Elefantenübung vermittelt das Gefühl der eigenen Kraft in einer lockeren, spielerischen Bewegung. Vor allem der Nackenbereich wird dabei in besonderer Weise gelockert. Die Übung vermittelt die Polarität zwischen Kraft und Entspannung, zwischen Empfindlichkeit und Gelassenheit.*

Der Elefant und die Mäuse

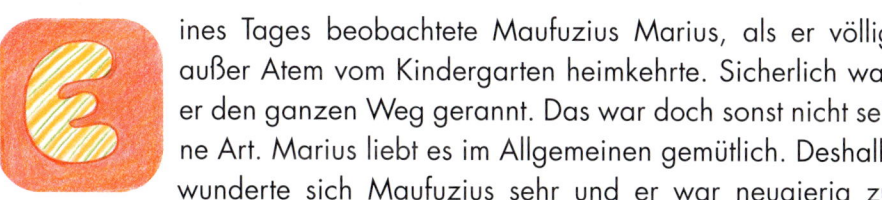

ines Tages beobachtete Maufuzius Marius, als er völlig außer Atem vom Kindergarten heimkehrte. Sicherlich war er den ganzen Weg gerannt. Das war doch sonst nicht seine Art. Marius liebt es im Allgemeinen gemütlich. Deshalb wunderte sich Maufuzius sehr und er war neugierig zu erfahren, was passiert war. Er musste bis nach dem Mittagessen warten, um ihn allein anzutreffen. Er fand ihn traurig in seinem Zimmer. Nachdem er ihn ein wenig getröstet hatte, begann Marius zu erzählen. Auf dem Nachhauseweg begegnete ihm ein großer Hund, der ihn gefährlich anknurrte und an ihm hochsprang. Weit und breit war weder der Besitzer des Hundes noch ein hilfreicher Erwachsener zu sehen. Es dauerte einige Zeit, bis der Hund von ihm abließ. Natürlich hatte Marius furchtbare Angst und die Augenblicke dehnten sich zu Ewigkeiten. Danach konnte er nur noch so schnell wie möglich nach Hause rennen. Er zitterte noch immer am ganzen Körper.

»Maufuzius, wieso bin ich nur so klein, große Menschen haben nie Angst«, fragte Marius. »Das stimmt so nicht, alle Lebewesen kennen die Angst, große Menschen sind da keine Ausnahme«, erwiderte Maufuzius. »Das glaube ich dir nicht, du willst mich nur trösten«, widersprach Marius. »Wenn du mir nicht glaubst, erzähle ich dir die Geschichte von Baru, dem großen Kriegselefanten des bösen Fürsten Ragna«, schlug Maufuzius vor. »Sie gefällt mir besonders gut, weil darin Mäuse die Helden sind.« Er wusste genau, dass eine gute Geschichte Ängste vergessen lässt. Marius war einverstanden. Zusammen machten sie es sich im Bett bequem und Maufuzius fing an zu erzählen:

»Der böse Fürst Ragna lebte in Indien und war der Herrscher über das kriegerische Volk der Ragus. Dieses Volk lebte in einer bergigen Gegend. Sie zogen in der Gegend umher, hielten sich Viehherden und ernährten sich zusätzlich von der Jagd. Ihr wertvollster Besitz war der Elefant Baru. Dieser war groß und stark und wurde von Fürst Ragna benutzt, um seine Nachbarn, das Volk der Rani, einzuschüchtern. Die Rani lebten in der Ebene am Fuße der Berge. Sie waren ein sehr friedliches Volk, das sich hauptsächlich von der Landwirtschaft ernährte. Weil sie sehr geschickt waren, blühte das Handwerk, und sie verstanden es, die schönsten Dinge zu fertigen. Sie hatten Verbindungen zu allen Teilen des großen Landes und trieben mit allen Völkern Handel. Es ging ihnen gut und sie hätten glücklich und zufrieden sein können, wenn nicht Fürst Ragna gewesen wäre.

Dieser neidete den Ranis ihren Besitz und ihre Beliebtheit bei den Menschen. Durch gelegentliche Überfälle setzte er den Ranis zu und stahl ihnen immer wieder ihre Vorräte. Trotz ihrer zahlenmäßigen Überlegenheit wagten sie es nicht, sich ihm zu widersetzen. Sie fürchteten sich zu sehr vor Baru, dem Elefanten. Es war aber auch ein Furcht erregender Anblick, wenn Fürst Ragna mit seinen besten Kriegern auf dem stolzen Tier mit seinen gefährlichen Stoßzähnen angeritten kam. Baru trug eine eigens für ihn angefertigte Rüstung, die kein Pfeil durchdringen konnte. Mit Baru waren die Ragus unbesiegbar. Mit der Zeit wurde Fürst Ragna immer unersättlicher und die Ranis immer verzweifelter. In ihrer Not schickten die

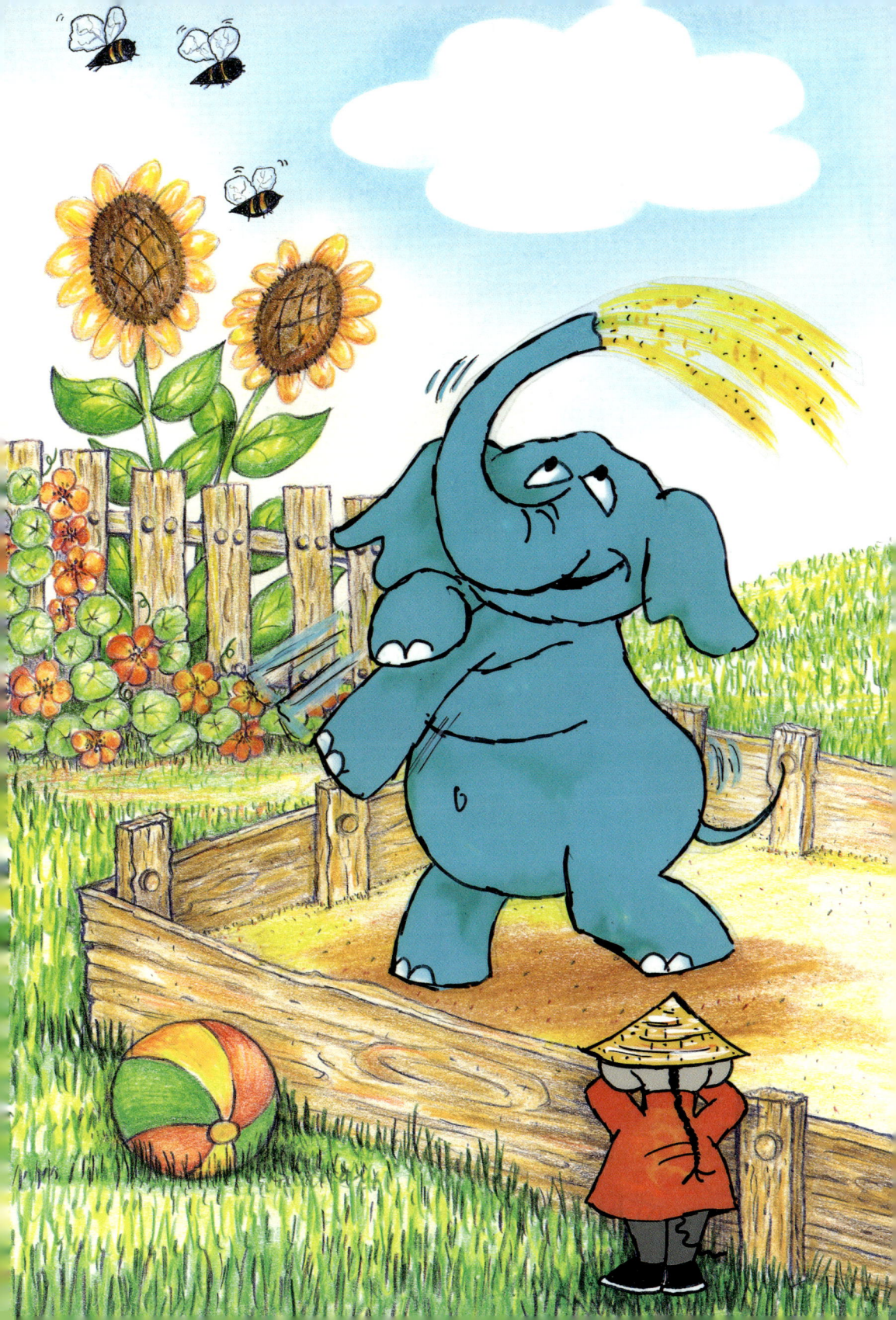

Ranis allen befreundeten Völkern Botschaften und baten um Hilfe. Doch niemand konnte ihnen helfen, alle hatten sie Angst. Als sie die Hoffnung schon aufgaben, kam ein weiser Mann aus dem fernen China zu Besuch. Er hatte von ihren Problemen gehört und bot sich an, ihnen zu helfen. »Ihr werdet niemals ein größeres und mächtigeres Tier finden, das den Elefanten besiegen kann. Doch auch die größten Tiere haben Angst, nicht vor den großen, sondern vor den kleinen Tieren. Habt ihr denn noch nie gehört, dass sich Elefanten vor Mäusen fürchten? Sie sind so klein, dass er sie nicht genau sehen kann. Sie wuseln überall herum und quieksen. Mit all seiner Macht kann er sie doch nicht beherrschen. Das macht diesen Riesen nervös und lässt ihn in Panik ausbrechen.«

Die Ranis blieben sehr skeptisch, einige lachten und andere beschimpften den Weisen sogar. Ein kleines Mädchen mit Namen Mira aber hörte begeistert zu. In der Nacht überzeugte sie ihren Bruder Raschid, die Sache mit den Mäusen zu versuchen. In den nächsten Tagen fingen sie 32 Mäuse. Sie steckten sie in einen Käfig und gaben gut auf sie Acht. Eines Tages machten sie sich heimlich auf den Weg ins Gebirge. Noch in derselben Nacht erreichten sie das Lager der Ragus. Außerhalb der Zeltstadt war ein großer See. Dort rasteten sie und warteten auf den Morgen. Sie wussten, dass der Elefant Baru das Wasser liebte und jeden Morgen zum Baden geführt wurde. Und richtig, früh am Morgen erschien Baru in Begleitung seiner beiden Pfleger. Genüsslich nahm er sein Bad. Er tauchte unter, bis nur noch sein Rüssel zu sehen war. Mit seinem Rüssel sprühte er Fontänen in die Luft und auch seine Pfleger wurden von ihm nass gespritzt. Sie lachten und fingen an, ihm den Rücken zu schrubben. Nach dem Bad fing Baru an, sich im Sand zu wälzen und sich mit seinem Rüssel Sand über die Schultern zu werfen, um seine empfindliche Haut vor der Sonne zu schützen. Später ging er zum Waldrand, um für sein Frühstück junge Pflanzentriebe zu suchen.

Das war die Gelegenheit für Mira und Raschid. Sie schlichen sich möglichst nahe an den Elefanten heran. Zum Glück bemerkten die Pfleger nichts. Raschid öffnete den Käfig und Mira scheuchte die Mäuse auf den Elefanten zu. Das war ein Rennen und Quietschen! Die Mäuse rannten auf

Baru zu und zwischen seinen Beinen herum. Die Blätter auf dem Waldboden raschelten. Baru erschrak fürchterlich, trompetete wild und fing an, um sich zu schlagen. Je mehr er um sich schlug, desto aufgeregter fiepten und rannten die Mäuse. Die Pfleger versuchten, Baru zu beruhigen. Doch es war umsonst. Er hielt es nicht mehr aus und rannte laut trompetend in den Wald. Er zog sich in die tiefsten Tiefen des Waldes zurück. Seit diesem Tag wurde er nie mehr in der Nähe von Menschen gesehen.

Glücklich machten sich Mira und Raschid auf den Heimweg. Stolz erzählten sie daheim von ihrem Abenteuer. Die Ranis waren überglücklich. Sie jubelten und ließen die beiden hochleben. Bei dem alten Weisen entschuldigten sie sich und beschenkten ihn vor seiner Abreise reichlich. Bevor er abreiste, gab er ihnen noch einen Rat: »Vergesst nie, dass auch kleine Wesen mutig sein können und auch große Wesen einmal Angst haben.« Winkend zog er weiter in die Ferne.

Seines Elefanten beraubt, musste Fürst Ragna einlenken. In Zukunft ließ er die Ranis in Ruhe. Im Laufe der Zeit entwickelten sich zwischen den beiden Völkern Handelsbeziehungen und später sogar eine Freundschaft. Seit diesen Tagen achten die Ranis die Mäuse sehr und keiner würde jemals eine Mausefalle aufstellen.«

»Das ist sicher dein Traumland, Maufuzius, keine Mausefallen weit und breit«, sagte Marius und musste dabei lachen. »Du kannst ja schon wieder lachen, das freut mich aber«, erwiderte Maufuzius und musste auch lächeln. »Wenn du willst, zeige ich dir noch die Elefantenübung, die ist gut, um seine Sorgen und Ängste hinter sich zu lassen, sie sozusagen über die Schultern zu werfen«, schlug er vor. Gemeinsam standen sie auf und begannen, sich elefantös zu benehmen. Das sah sehr lustig aus, eine Maus, die sich wie ein Elefant bewegt. Marius war begeistert, und ihr seid es hoffentlich auch.

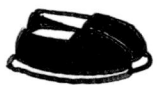

Der Elefant nimmt ein Sandbad

Der Elefant ist ein riesiges und sehr starkes Tier. Trotzdem hat er im Gegensatz zum Bären kein dickes Fell, sondern eine dünne Haut. Um seine empfindliche Haut zu schützen, nimmt er nach jedem Bad im Wasser noch ein Sandbad. Wir haben auch oft eine dünne Haut, wenn andere uns kritisieren. Bei dieser Übung kannst du dir vorstellen, so ruhig und gelassen wie ein Elefant den Rüssel zu schwingen und allen Ärger einfach über die Schulter zu werfen.

Grundhaltung: Stelle dich in eine leichte Grätsche.

Fasse mit der linken Hand unter der rechten Achsel durch an die Schulter. Neige deinen Oberkörper leicht nach vorne und lass den rechten Arm baumeln.

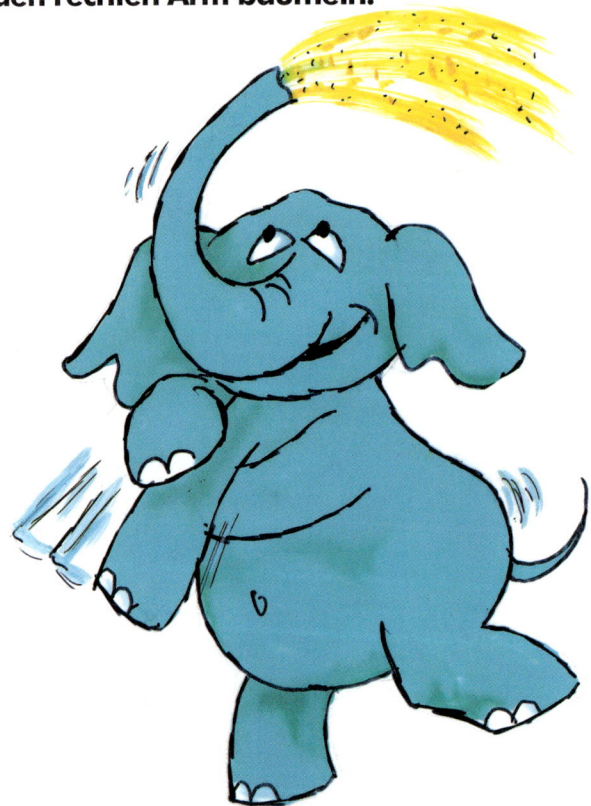

Wiege dich jetzt sanft hin und her wie ein Elefant. Den Arm schlenkerst du dabei wie der Elefant seinen Rüssel. Mit der Zeit kann die Bewegung größer werden und du »wirfst dir Sand über die Schulter«.

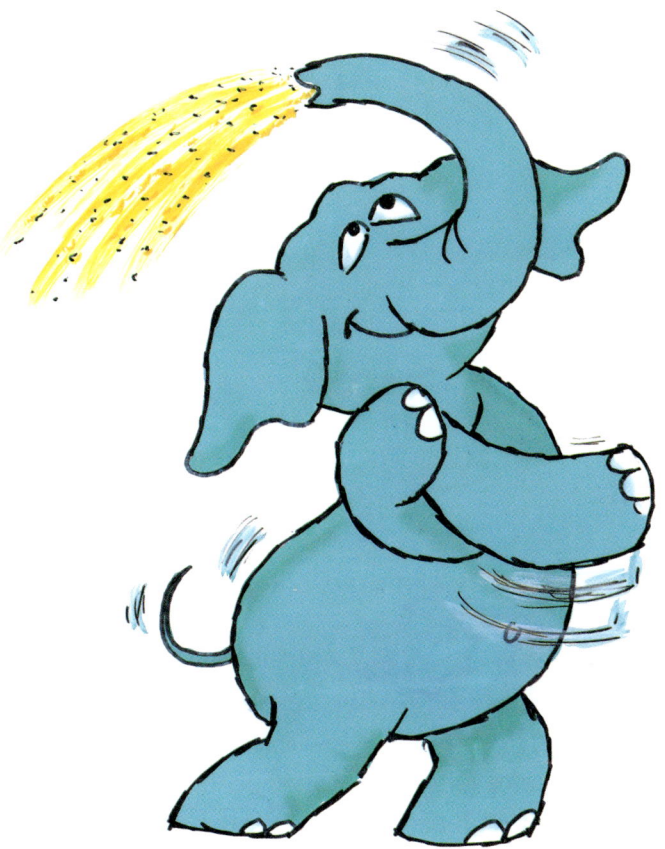

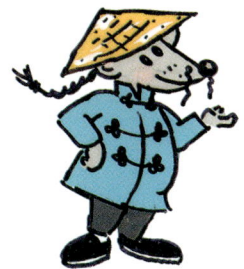

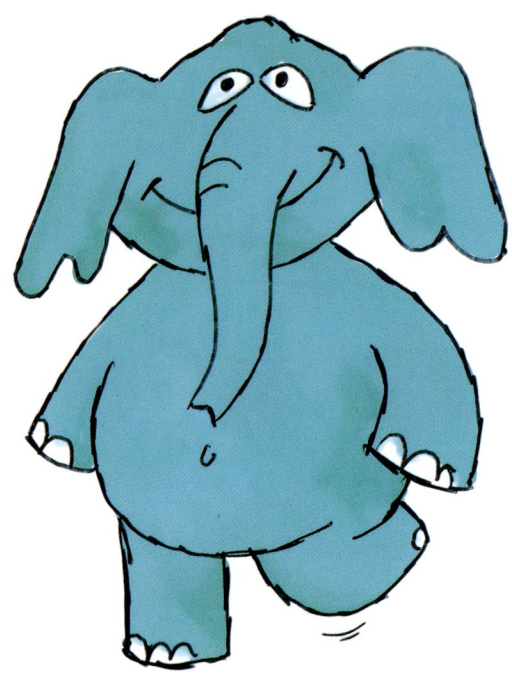

Nach einiger Zeit wechselst du die Seite.

Stell dich zum Schluss noch einmal in eine leichte Grätsche und lege beide Hände übereinander auf den Unterbauch. Alles, was dich geärgert hat, hast du hinter dir gelassen. Stell dir vor, dass du in einen warmen, dich schützenden Ruhemantel eingehüllt bist wie ein Elefant nach einem Sandbad. Bleibe so lange in dem Ruhemantel, wie es dir gefällt.

Der Affe hüpft herum und trommelt sich auf die Brust

Informationen für Eltern und Erzieher: *Die Affenübung motiviert die Kinder, sich »mit Erlaubnis« auszutoben. Nervosität und Appetitlosigkeit sind oft auch Zeichen für zu wenig ausgelebten Bewegungsdrang und die Nichteinhaltung der notwendigen Ruhe danach. Diese Übung eignet sich sehr gut als Einleitung für eine folgende Ruhephase. Kleine »Affen« kuscheln sich nach einer solchen Übung auch gerne einmal in den Schoß der Eltern. Nehmen Sie sich die Zeit für diese Schmuseeinheiten.*

Zappelphilipp und die Affen

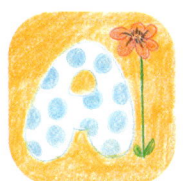

n einem verregneten Nachmittag hatten die Kinder sich im Fernsehen einen Tierfilm angeschaut, als die Mutter sie zum Abendessen rief. Jonas, der schon vor dem Film stundenlang nur über seinen Zeichenblock gebeugt dasaß, schaukelte jetzt auf seinem Stuhl vor und zurück, sodass er beinahe nach hinten umgekippt wäre. »Sitz doch endlich ruhig, du alter Zappelphilipp«, rief der Vater, »am Ende wirfst du noch den ganzen Tisch um.« Jonas war selber ganz erschrocken, aber er konnte einfach nicht ruhig bleiben. Gleichzeitig fielen ihm die Augen vom vielen anstrengenden Schauen beinahe zu. Er stand bald auf und legte sich als Erster ins

Bett. Dort zappelte er aber auch nur unter der Bettdecke herum, sodass die anderen keine Ruhe finden konnten. Sie machten schließlich noch einmal das Licht an und baten Maufuzius darum, ihnen noch eine Geschichte zu erzählen.

»Ich bin selber schon sehr müde, denn ich habe trotz Regen einen langen Spaziergang gemacht. Ich glaube, ihr müsst euch auch noch einmal richtig austoben, bevor ihr schlafen könnt. Ich erzähle euch eine kurze Geschichte zum Mitmachen«, sagte Maufuzius.

»Ihr wisst ja sicher, dass Affen richtige Bewegungskünstler sind. Sie können sich ebenso schnell und geschickt am Boden wie in den Bäumen im Urwald bewegen. Es gab aber einmal einen kleinen Affen namens Philipp, der gar keine Lust zum Herumtoben hatte. Er saß immer lieber verträumt unter einem Baum und schaute den anderen beim Spielen zu. Er hatte deshalb auch nie richtig Hunger, aß die nahrhaften Wurzeln der Waldstauden nicht und war immer ein bisschen dünn. Bei den Mahlzeiten war er zappelig und er schlief sehr unruhig. Das Einzige, was er für sein Leben gerne aß, waren Bananen. Seine Mutter machte sich Sorgen um ihn, und sie überlegte, wie sie es schaffen könnte, dass er mehr Appetit bekäme. Sie ging deshalb zum Affenältesten und fragte ihn um Rat. »Das ist ganz einfach«, sagte dieser, »du musst ihn nur seine Bananen selbst holen lassen. Um das zu können, wird er eine Zeit lang üben müssen, aber für seine Lieblingsspeise wird er es schon tun.«

Am nächsten Tag nahm die Mutter den kleinen Philipp mit zu einer hohen Bananenstaude. »Wenn du dir die Bananen selber holst, darfst du essen, so viel du magst, ich darf dich nicht mehr füttern, denn du gehörst jetzt schon zu den großen Affen«, sagte sie, hüpfte ein paar Mal auf dem Boden herum und holte sich dann mit einem großen Satz eine Banane. Sie setzte sich im Schneidersitz auf den Boden und aß mit großem Genuss die ganze Banane auf. Der kleine Philipp schaute ganz empört zu, zuerst versuchte er mit Betteln, seine Mutter zu erweichen, dann schrie er fürchterlich, zog die komischsten Grimassen und trommelte sich schließlich vor lauter Wut mit beiden Fäusten auf die Brust.. Dabei hüpfte er wie wild unter der Bananenstaude herum.«

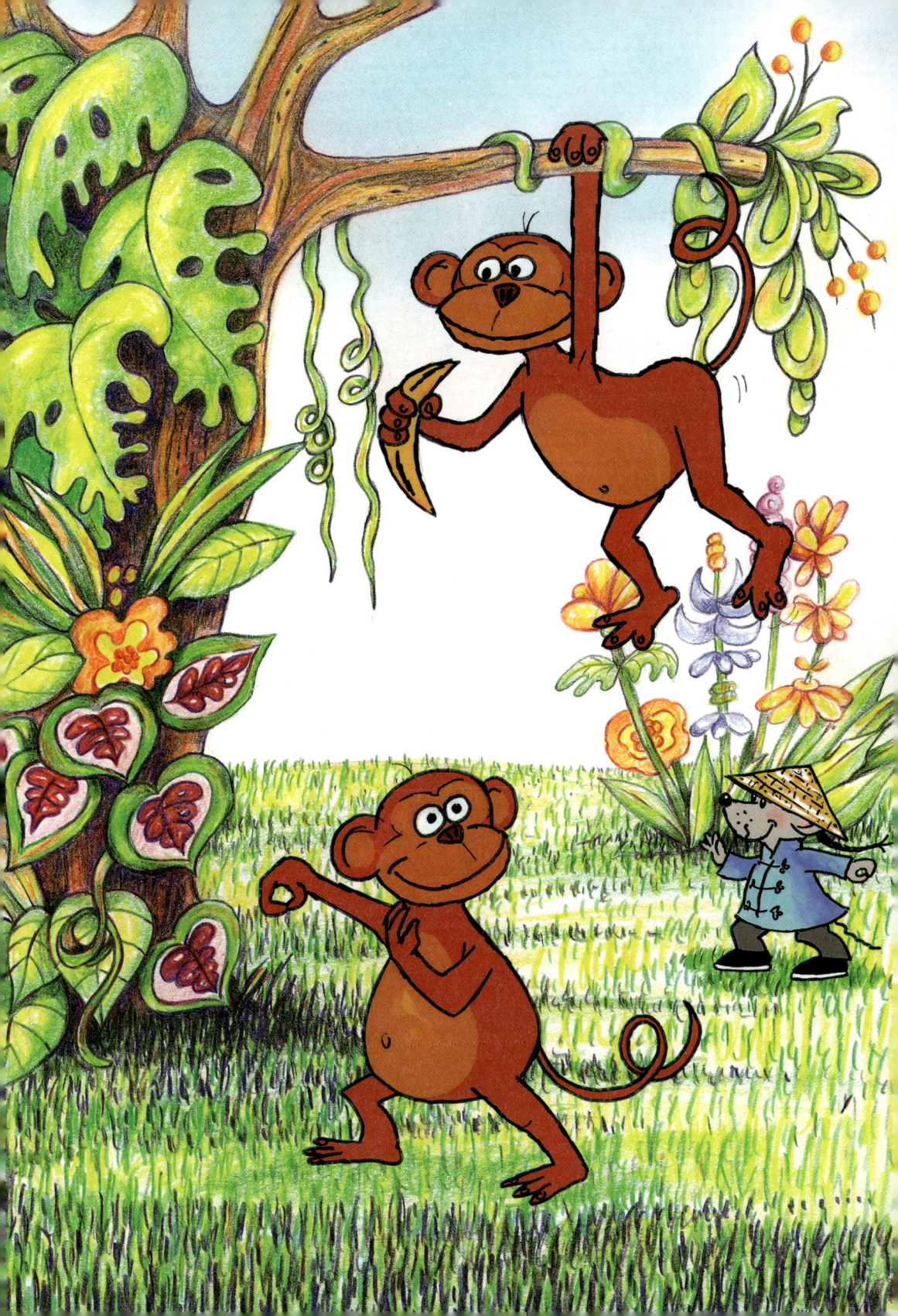

»Kommt heraus aus euren Betten und macht mit«, forderte Maufuzius die Kinder auf. Im Nu waren sie herausgesprungen, hüpften wie wild im Kinderzimmer herum, schrien laut und zogen die wildesten Grimassen. Maufuzius saß auf dem Kleiderschrank und spornte sie an, immer weiterzumachen. Schließlich unterbrach er sie, um weiterzuerzählen.

»Nachdem der kleine Philipp eine Stunde lang getobt hatte, setzte er sich völlig erschöpft und hungrig neben seine Mutter und versuchte es wieder mit Betteln. Beinahe wäre die Mutter weich geworden, aber dann spornte sie ihren Kleinen lieber zum Weitermachen an. »Was du jetzt vor Wut und Zorn gemacht hast, können wir gemeinsam mit viel Spaß machen!« Sie hüpften zuerst im Rhythmus eines lustigen Liedes und warfen dabei abwechselnd die Arme in die Luft. Schließlich sprangen sie immer höher, schafften es aber nicht bis ganz nach oben zu den Bananen. »Ich habe noch einen besonderen Kraftmacher da«, sagte die Mutter und reichte Philipp eine saftige Wurzelknolle. Vor lauter Hunger aß Philipp im Nu die ganze Knolle auf und schielte dann wieder zu den Bananen. Danach forderte er seine Mutter auf, weiterzuüben. Am selben Abend noch hatte er es schließlich mit einem kleinen Trick geschafft. Er war auf einen nahen Baum geklettert und von dort aus auf die Bananenstaude gesprungen. Jetzt konnte er auch zum ersten Mal etwas für die Gemeinschaft tun. Er rief die anderen Affenkinder und warf ihnen eine Banane nach der anderen zu. Dann hüpfte er zurück auf die Erde und aß mit großem Genuss und in aller Ruhe mindestens zehn Bananen. Danach trommelte er sich noch einmal vor lauter Stolz mit beiden Fäusten auf die Brust und stieß dabei wilde Freudenschreie aus. Von diesem Tag an tobte er genau wie alle anderen von morgens bis abends durch den Urwald. Es dauerte allerdings ein paar Wochen, bis er wieder Appetit auf Bananen hatte.«

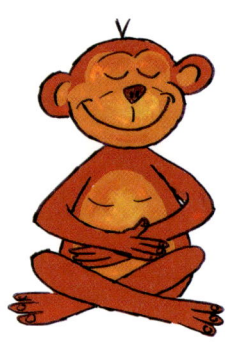

»Kommt Kinder, wir toben auch noch mal durch unseren Urwald«, rief Maufuzius, und die Kinder machten ein paar wilde Runden über die Stühle auf den Tisch und von dort aus ins Bett, bis schließlich die Kinderzimmertür aufging und der Vater in der Tür stand. »Ihr seid wohl vom wilden Affen gebissen«, staunte er, als er die tobenden Kinder sah. Als sie daraufhin auch noch zu lachen anfingen, musste er herzlich mitlachen. In dieser Nacht haben die Kinder sehr gut und lang geschlafen.

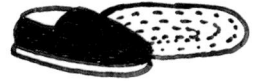

Der Affe hüpft herum und trommelt sich auf die Brust

Gefallen dir die Affen auch so gut wie uns? Im Tierpark verbringen die Menschen viel Zeit bei den lustigen Affen. Sie sind in ständiger Bewegung, ausgelassen und lebendig. Vielleicht würdest du am liebsten mitturnen und auch einmal nur Unsinn machen. Die folgende Übung gibt dir Gelegenheit, dich einmal so richtig wie ein Affe aufzuführen. Besonders nach der Schule, oder wenn du deine Hausaufgaben fertig hast, ist es Zeit, einmal den »Affen« rauszulassen.

Grundhaltung: Gehe aus der schulterbreiten Grundhaltung tief in die Hocke und hüpfe aus dem Stand so hoch du kannst.

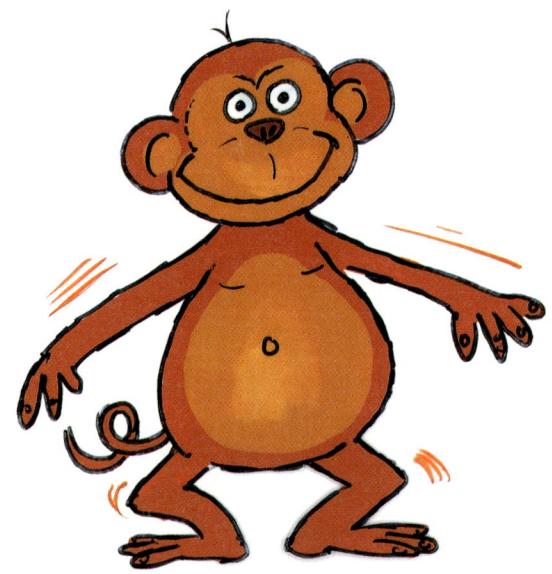

Anschließend kannst du ausgelassen im Raum herumhüpfen. Du kannst so tun, als würdest du Bananen von den Bäumen pflücken. Dazu kannst du nach Herzenslust Grimassen schneiden und wilde Schreie ausstoßen. Dir fallen dazu bestimmt selber noch ein paar Affentricks ein.

Zum Abschluss richtest du dich auf und trommelst dir mit beiden Fäusten kräftig auf die Brust. Setze dich danach im Schneidersitz auf den Boden oder auf eine Stuhlkante.

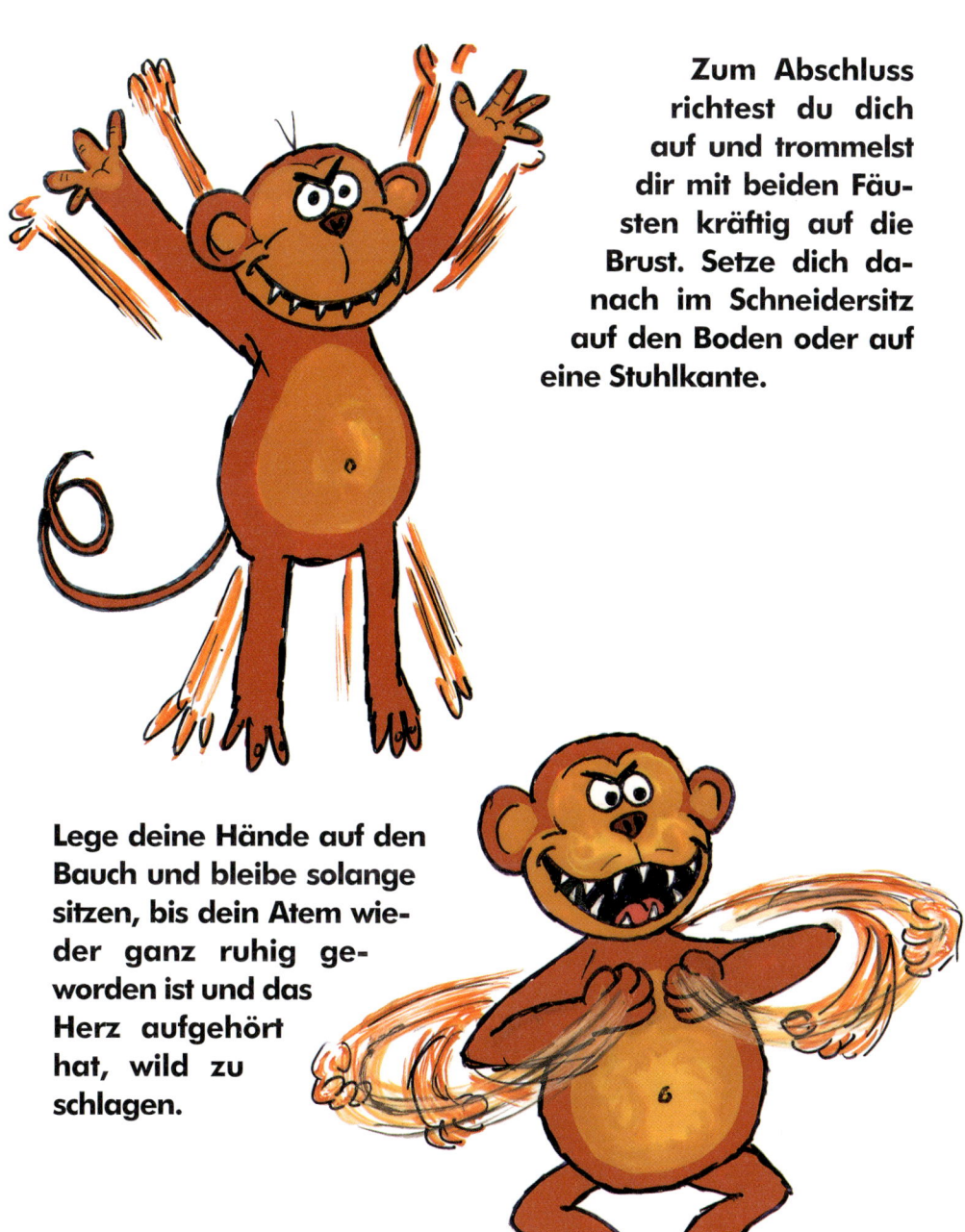

Lege deine Hände auf den Bauch und bleibe solange sitzen, bis dein Atem wieder ganz ruhig geworden ist und das Herz aufgehört hat, wild zu schlagen.

Die Schlange häutet sich

Informationen für Eltern und Erzieher: *Die kindliche Wirbelsäule ist noch sehr elastisch und wird durch einseitige Sitz- und Haltungsgewohnheiten leicht in ihrer Beweglichkeit eingeschränkt. Diese Übung beansprucht die Wirbelsäule in ihrer gesamten Bewegungsmöglichkeit und erhält durch die Dehnung und die spiralförmige Drehung die ursprüngliche Flexibilität.*

Prinzessin Silberhaut

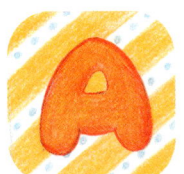

An einem schönen sonnigen Ferientag im August waren Tanja, Marius und Jonas an einem kleinen Moorsee im nahe gelegenen Wald zum Baden. Alle Drei konnten sicher und ohne Hilfsmittel schwimmen, denn ihre Eltern hatten sie schon als Babys an den warmen See mitgenommen, sodass sie früh ihre »Seepferdchen«-Schwimmprüfung machen konnten. Marius und Jonas machten gerade ein Wettschwimmen zum Badefloß in der Mitte des Sees und Tanja spielte mit ihrer Babypuppe »Schwimmenlernen« im flachen Wasser. Maufuzius liebte das Wasser nicht so sehr, er hatte es sich auf einer dick bemoosten Wurzel im Schatten einer großen Buche bequem gemacht und träumte von einer Käsetorte, als er plötzlich durch einen schrillen Schrei von Tanja geweckt wurde. »Hilfe, eine Schlange«, schrie Tanja, sprang in totaler Panik aus dem Wasser und lief zu Maufuzius. Weinend kletterte sie auf einen der ersten niedrigen Äste der Buche und rief laut nach ihren Brüdern.

Maufuzius, dem sich ebenfalls vor Schreck alle Haare sträubten, kletterte so schnell er konnte zu Tanja auf den Ast, um sie (und vielleicht auch sich selbst) zu beruhigen. »Wo ist denn die Schlange, Tanja?« fragte er, und Tanja zeigte auf das nahe Wasser, wo tatsächlich eine Schlange zum Ufer schwamm und in einem Schilfstreifen verschwand.

»Da brauchst du aber wirklich keine Angst zu haben«, sagte Maufuzius mutig. »Das ist nur eine ganz harmlose Ringelnatter, und sie ist sicher genauso erschrocken wie du. Schlangen sind nämlich sehr scheue Tiere, wenn sie auch für unvorsichtige Mäuse sehr gefährlich werden können. Vor Menschen aber fürchten sie sich und in dieser Gegend gibt es, so viel ich weiß, gar keine giftigen Schlangen mehr und nur noch sehr wenige Ringelnattern und Blindschleichen, weil die Menschen in ihrer Unvernunft und Angst jede Schlange sofort töten. Dabei werden die Schlangen in vielen Ländern auch heute noch als weise und oftmals sogar als heilige Tiere verehrt. Mein Großvater hat mir einmal eine wunderschöne Geschichte von einer Prinzessin und einer Schlange erzählt. Möchtest du sie hören?«

Inzwischen waren auch Marius und Jonas zurück ans Ufer geschwommen und kamen mit der »geretteten« Babypuppe von Tanja zur Buche gelaufen. Eine spannende Geschichte von Maufuzius wollten auch sie sich nicht entgehen lassen. So setzten sie sich alle Vier auf die große Decke, packten ihre mitgebrachten Brote und ein Stück Käsetorte für Maufuzius aus und hörten gespannt der Geschichte von Prinzessin Silberhaut zu:

»Vor langer, langer Zeit, als es hier noch keine großen Städte gab und der Wald viel dichter und größer war, lebte auf dem kleinen Berg am Rand unseres Städtchens, auf dem jetzt nur noch eine Ruine steht, ein König mit seiner Frau in einem wunderschönen Schloss. Sie hatten zwei große stattliche Söhne und eine entzückende kleine Tochter. Sie hatte große himmelblaue Augen, Haare, so golden wie die Sonne und eine sehr zarte Haut, die wie Silber schimmerte. Deshalb wurde sie von allen Menschen im Königreich »Prinzessin Silberhaut« genannt. Sie war immer fröhlich und lief oft und gern im Garten und im nahen Wald herum. Mit jedem, der ihr

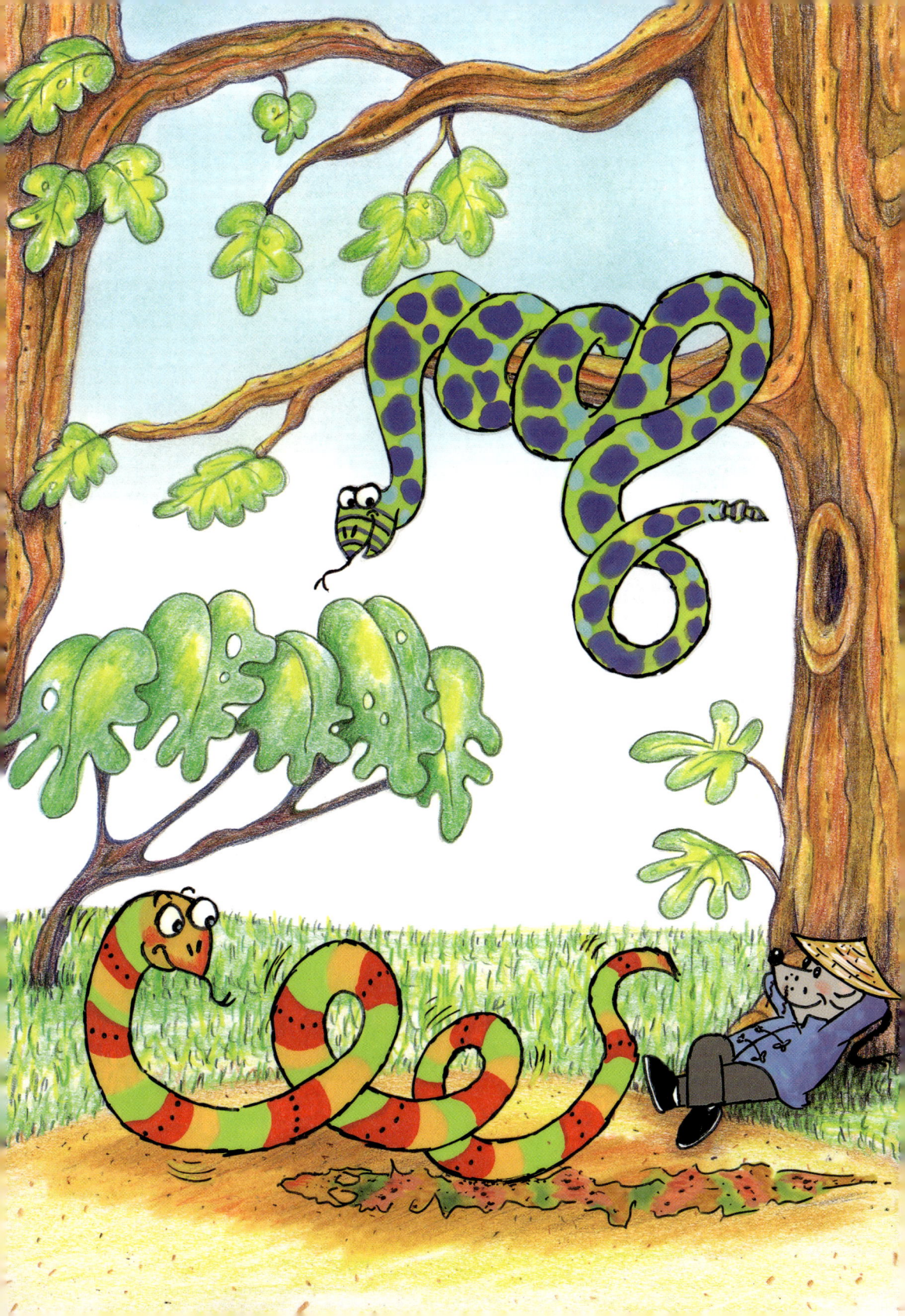

begegnete, unterhielt sie sich und ihre gute Laune übertrug sich auf alle. Wann immer sie jemandem helfen konnte, half sie. An einem stürmischen Herbsttag lief sie auf der Suche nach letzten Blumen durch den großen Schlosspark. Die Brunnen waren schon ausgelassen und aus einem leeren Springbrunnen hörte sie plötzlich eine feine Stimme, die um Hilfe rief. Sie bückte sich über den Brunnenrand und sah eine kleine silberne Schlange, die von einem der überhängenden Äste beim Sturm in den Brunnen gefallen war und an der glatten Innenwand des Brunnens nicht nach oben klettern konnte.

Die Prinzessin erschrak im ersten Moment, denn die Menschen fürchten sich vor den Schlangen ebenso, wie diese sich vor den Menschen fürchten. Aber das Erstaunen über eine sprechende Schlange war größer als die Angst der Prinzessin, und so fragte sie die kleine Silberschlange, ob sie ihr irgendwie helfen könne. »Bitte heb mich aus dem Brunnen heraus. Ich werde dir dafür auch immer helfen, wenn du mich brauchst.« »Was bist du denn für eine seltsame Schlange, warum kannst du mit Menschen sprechen, und wie kann ich sicher sein, dass du nicht giftig bist und mich beißt«? fragte die Prinzessin und blieb in sicherer Entfernung am Brunnenrand sitzen. »Ich habe die Menschensprache von einer weisen Frau im Wald gelernt, der ich beim Suchen der seltenen Heilkräuter helfe. Ich werde dich ganz gewiss nicht beißen, denn das Gift in meinen Zähnen wird von der weisen Frau als Medizin gegen schwere Krankheiten verwendet und ich muss dringend zurück in den Wald. Ich kann nicht mehr, als dir versprechen, dass ich dir nichts tun werde, wenn du mich heraushebst. Bitte, vertraue mir und hilf mir aus dem Brunnen, vielleicht kann auch ich dir irgendwann einmal nützlich sein.«

Die Prinzessin zögerte noch einen Moment, dann löste sie das seidene Band, mit dem ihre Haare zusammengehalten waren, band das Blumenkörbchen daran und ließ es hinunter in den Brunnen. Die kleine Schlange kletterte sofort in den Korb und die Prinzessin zog ihn ganz vorsichtig nach oben. Die Schlange bedankte sich ganz herzlich und versicherte der Prinzessin noch einmal, dass sie dieser auch immer helfen wolle. »Du brauchst nur Silberhäutchen zu rufen, dann komme ich«, und schon war sie leise raschelnd im trockenen Laub verschwunden. Die Prinzessin wunderte sich über die Namensähnlichkeit und dachte noch eine Zeit lang über diese seltsame Begegnung nach. Bald aber war sie nicht mehr sicher, ob sie alles nicht nur geträumt hatte, denn niemand glaubte ihr die Geschichte.

So vergingen einige Jahre und die Prinzessin wurde immer größer, klüger und schöner. Eines Tages aber erkrankte sie schwer. Sie bekam hohes Fieber und einen Hautausschlag, und kein Arzt konnte ihr so richtig helfen. Als nach ein paar Wochen das Fieber sank, blieb die Haut der Prinzessin schuppig und rau, und sie fühlte sich steif und unbeweglich vom langen Liegen, und ihre Haut juckte und spannte bei jeder Bewegung. Alle waren sehr unglücklich und am meisten natürlich die Prinzessin. Da erinnerte sie sich eines Nachts, als sie nicht schlafen konnte, an ihre Begegnung mit der kleinen Schlange. Sie rief leise »Silberhäutchen«, und schon nach kurzer Zeit glitt die kleine Schlange durch die geöffnete Terrassentür in das Zimmer. »Ich bin so froh, dass du mich endlich gerufen hast«, sagte Silberhäutchen. Die weise Frau hat schon seit langem eine Medizin für dich bereitet und eine Kräutersalbe für deine Haut gekocht. Wir mussten aber warten, denn wir dürfen nur helfen, wenn wir gerufen werden. Ich werde dir zeigen, wie du deine Haut erneuern kannst und wieder beweglich wirst. Wir Schlangen machen diese Übung jedes Jahr, wenn wir aus unserer alten Haut herausgewachsen sind. Weil wir keine Beine haben, müssen wir ganz besonders beweglich sein und unsere Haut nutzt sich schnell ab. Du musst diese Übung täglich machen, bis du wieder ganz gesund bist.«

Die Prinzessin hielt sich genau an die Anweisungen der kleinen Schlange und diese kam jeden Tag, um mit ihr zu üben. Sie nahm regelmäßig die Medizin und rieb sich mit der Kräutersalbe ein. Schon nach kurzer Zeit hatte sie wieder ihre schöne silbern schimmernde Haut und konnte sich wie früher bewegen.

Sie lernte später bei der weisen Frau die Heilkunst und konnte in ihrem Königreich vielen kranken Menschen helfen. Silberhäutchen beriet sie oft dabei und spendete ihr Gift für wichtige Heilmittel.«

Die Kinder hatten gespannt zugehört und waren vom langen Sitzen im Schatten in ihren nassen Badesachen ein wenig steif und verfroren. »Zieht euch schnell trockene Sachen an«, sagte Maufuzius, »dann zeige ich euch die Übung, die die Schlange der Prinzessin beigebracht hat. Davon wird euch dann wieder warm, und wir können beim Nachhausegehen noch einen Blumenstrauß für eure Mutter pflücken.« »Vielleicht begegnet uns dabei Silberhäutchen«, meinte Tanja und alle drei übten »Die Schlange häutet sich« auf dem weichen Waldboden.

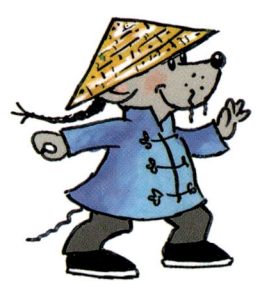

Die Schlange häutet sich

Manchmal fühlen wir uns nicht wohl in unserer Haut. Wir fühlen uns eingeengt oder sind genervt. Leider können wir es nicht machen, wie die Schlange. Wenn ihr die alte Haut zu eng geworden ist, wächst ihr eine neue und sie stößt die alte ab. Um die alte Haut loszuwerden, windet sie sich so lange um ihre eigene Achse, bis sie abfällt und ihre schöne, neue Haut sichtbar wird. Du kannst deine »Haut« nicht abstoßen, aber wenn du es machst wie die Schlange, und dich drehst und windest, wird dein Körper frei und beweglich und du wirst dich bald wieder wie neu fühlen.

Grundhaltung: Lege dich für diese Übung auf den Rücken und atme einige Male ein und aus. Die Arme liegen seitlich, etwas entfernt vom Körper. Versuche den Boden zu spüren und die Schwere deines Körpers, der auf ihm ruht.

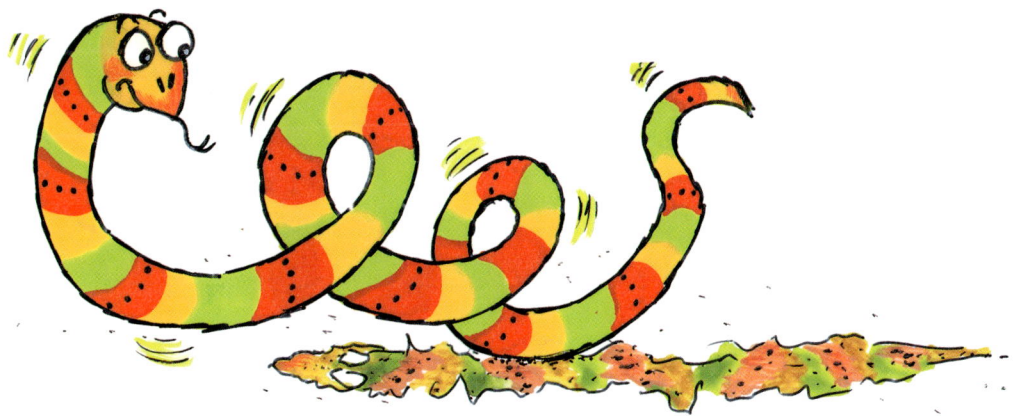

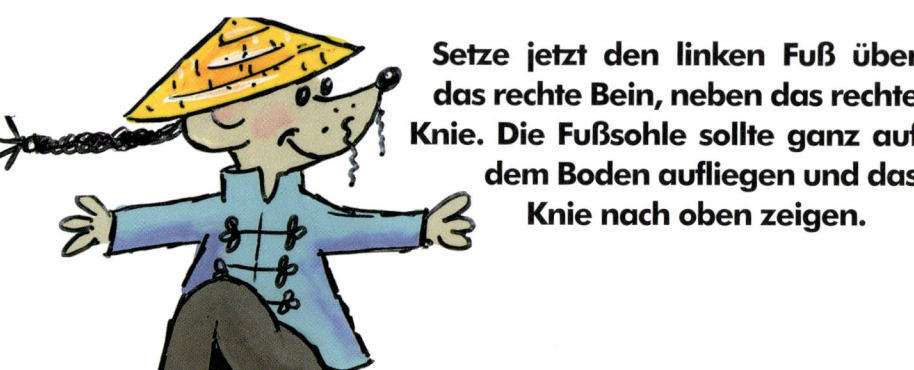

Setze jetzt den linken Fuß über das rechte Bein, neben das rechte Knie. Die Fußsohle sollte ganz auf dem Boden aufliegen und das Knie nach oben zeigen.

Drehe mit dem Ausatmen die Beine nach rechts und den Kopf nach links. Dehne dabei die Wirbelsäule nach oben und unten in die Länge und vermeide ein Hohlkreuz. Atme ruhig weiter und verweile eine kurze Zeit in dieser Position.

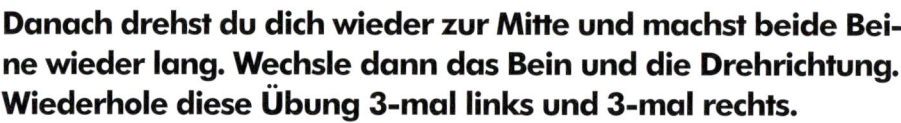

Danach drehst du dich wieder zur Mitte und machst beide Beine wieder lang. Wechsle dann das Bein und die Drehrichtung. Wiederhole diese Übung 3-mal links und 3-mal rechts.

Der Igel rollt sich ein

> **Informationen für Eltern und Erzieher:** *Diese Übung gibt den Kindern vor allem die »Berechtigung«, sich in Phasen der Schwäche oder des Schlechtgelauntseins zurückzuziehen und sich im Schutz der eigenen Persönlichkeit, am besten in einer vertrauten Umgebung, z.B. im eigenen Bett, zu regenerieren. Es ist wichtig, dass Sie diese Rückzugsphasen eines Kindes, ohne zu viel zu fragen oder zu kommentieren, einfach respektieren.*

Als der Igel seine Stacheln lieben lernte

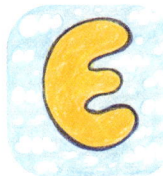 in langer, heißer Sommer ging zu Ende. Die Tage wurden kürzer und die Nächte kühler. Immer öfter regnete es. Die Blätter an den Bäumen verfärbten sich und schwebten eines nach dem anderen zu Boden. Zusammen mit den Kindern ging Maufuzius gerne spazieren. Sie sammelten bunte Blätter, pressten sie und machten damit tolle Bilder. Begeistert sprangen sie in Blätterhaufen, die die Erwachsenen zusammengerecht hatten. Besonders liebten sie die Herbststürme, die ihnen die Haare zerzausten und die Schals um die Ohren fliegen ließen. Maufuzius musste sich manchmal ganz schön an der Jackentasche von Jonas festkrallen, um nicht herausgeweht zu werden. Dann war es so weit, der erste Schnee fiel. Wie der Blitz waren die Kinder und Maufuzius draußen und tollten begeistert he-

rum. Sobald genügend Schnee gefallen war, begannen sie mit der ersten Schneeballschlacht des Winters.

Am Morgen des nächsten Tages, es war ein Samstag, war die Erde bedeckt von einem dicken Mantel aus Schnee. Beim Frühstück fassten sie den Entschluss zu einer Wanderung durch den Schnee. Nachdem sie ihre dicken Wintersachen angezogen, ein paar Kekse und eine Thermoskanne mit Tee eingepackt hatten, machten sie sich auf den Weg. Immer tiefer gingen sie in den Wald. Aus lauter Übermut schüttelte Marius eine Birke, und alle wurden von dem herunterrieselnden Schnee bedeckt wie ein Christstollen mit Puderzucker. Jonas und Tanja ließen sich das natürlich nicht gefallen und versuchten Marius zu fangen, um ihn mit Schnee einzureiben. Marius floh durch das Unterholz. Die anderen rannten ihm nach. Es wurde eine wilde Jagd. Neugierig lugte Maufuzius aus der Jackentasche heraus. Auf einmal blieb Marius wie angewurzelt stehen und schaute aufmerksam auf den Boden. Die anderen waren davon so überrascht, dass sie ihr Vorhaben vergaßen und sich neugierig neben ihn stellten. Maufuzius konnte nichts sehen und kletterte erst einmal auf Jonas Schulter. Jetzt sah er ihn auch, den kleinen Igel, der sich ängstlich zusammengerollt hatte. »Oh, schaut mal ein Igel, der ist aber süß«, rief Tanja. »Der ist vielleicht klein«, bemerkte Jonas. »Ob der wohl alleine über den Winter kommt?« fragte Marius. »Bestimmt nicht«, entgegnete Maufuzius, der sich mit Igeln gut auskannte. »Er ist viel zu klein und zu schwach. Wir müssen ihn mit nach Hause nehmen und füttern. Vielleicht dürfen wir ihn in einer Kiste im Keller überwintern lassen.« »Das wäre super«, rief Tanja, »kommt, wir gehen schnell heim und fragen die Eltern.« Vorsichtig hoben sie den kleinen Kerl auf und trugen ihn behutsam nach Hause. Die Eltern hatten nichts gegen den Igel im Keller einzuwenden. Der Vater zimmerte sogar noch eine Kiste für den Igel zurecht, und die Mutter besorgte Stroh, damit es für den Igel gemütlicher war. Nachdem sie ihn von seinen Flöhen befreit hatten, durften ihn die Kinder füttern. Natürlich war der Igel am Anfang scheu, aber schon bald siegte seine Neugier und er befreundete sich mit den Kindern und Maufuzius. Oft spielten sie mit ihm, ließen ihn frei herumlaufen und beobachteten ihn bei seinen Entdeckungsreisen. Als sie ein-

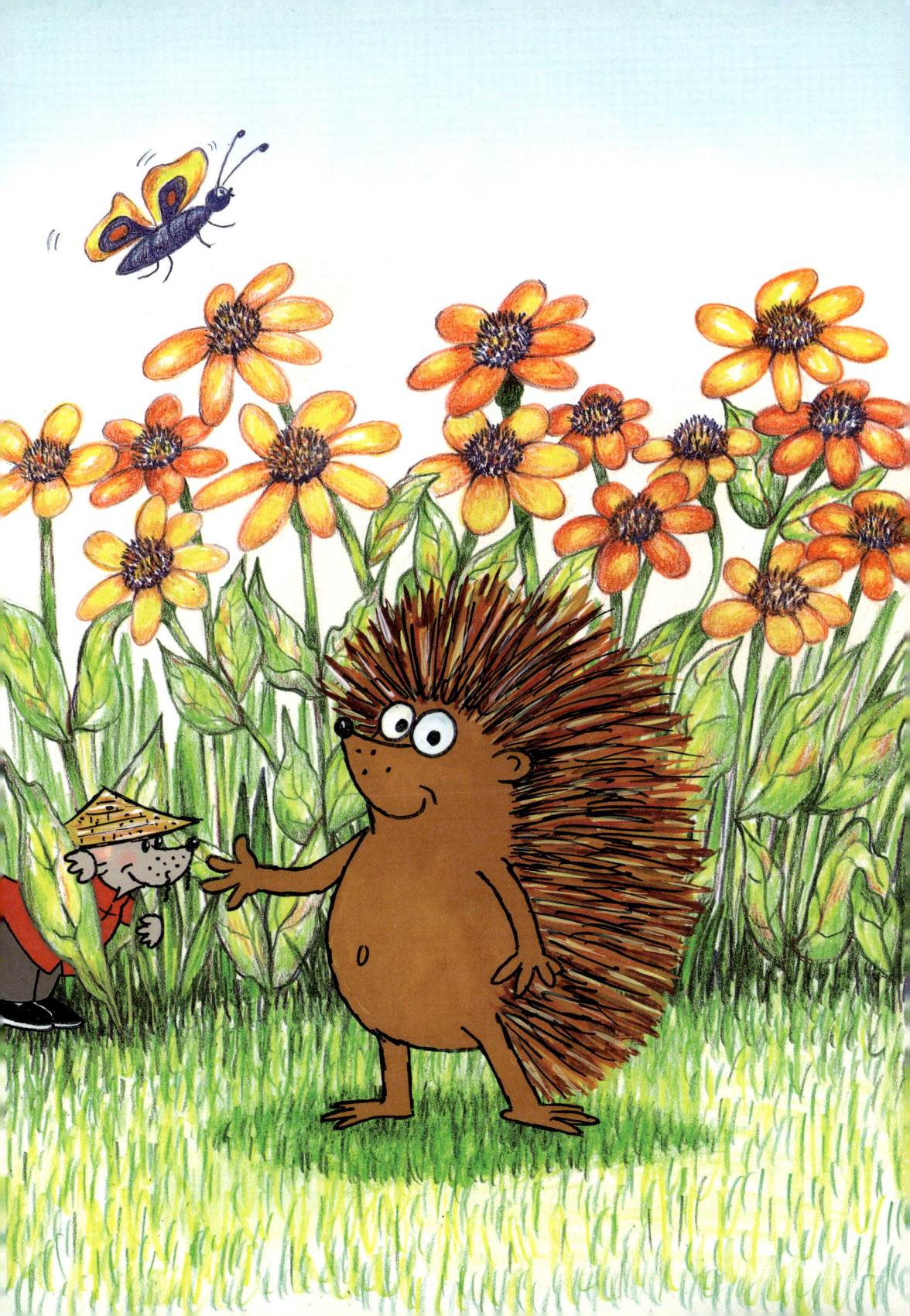

mal zusahen, wie der Igel sich zusammenrollte, als ihm der Kater zu nahe kam, fiel Maufuzius eine Geschichte ein. Und so erzählte Maufuzius den Kindern die Geschichte von Itzi, dem Igel und dem Tag, an dem dieser lernte, seine Stacheln zu lieben.

»Itzi, der junge Igel, war sehr traurig. Keines von den anderen Tierkindern wollte mit ihm spielen. Zu oft schon hatten sie sich an seinen Stacheln gestochen. Seine Mutter versuchte, ihn zu trösten und sagte ihm, wie sehr sie gerade ihn lieben würde und dass sie ihn wunderschön finde. Doch das konnte Itzi nicht wirklich trösten, er wollte mit den anderen Kindern spielen. Allein zu spielen ist auf Dauer langweilig. Heimlich beobachtete er die anderen Tierkinder, wie sie zusammen die tollsten Spiele spielten und allerlei Streiche aushecken. Sie veranstalteten Wettrennen, Versteckspiele und vieles mehr, und all das ohne ihn. Seine Stacheln ärgerten Itzi immer mehr. Er neidete den Hasen ihr weiches, flauschiges Fell und den Vögeln ihr bunt schillerndes Federkleid. Am Bach versuchte er, sich seine Stacheln auszuwaschen, aber natürlich vergebens. Daraufhin wälzte er sich im Schlamm und dann in einem Blätterhaufen. Anstatt die Stacheln zu verbergen, spießten diese die Blätter einfach auf. Das sah komisch aus, ein Igel voller Dreck und Blätter. Ausgerechnet jetzt kamen ein paar von den Tierkindern vorbei. Sie fingen an, aus vollem Hals zu lachen. Besonders Marla, die Spitzmaus, konnte sich gar nicht mehr beruhigen. »Du siehst ja aus wie ein Baum auf Wanderschaft«, prustete sie. »Mit deinen Stacheln und den Blättern siehst du aus wie eine Mischung aus einer Tanne und einer Buche«, brummte Hanu, der Dachs, gut gelaunt.

Beschämt lief Itzi tiefer in den Wald hinein. Er versteckte sich im Unterholz, und obwohl er es nicht wollte, kullerten ein paar Tränen seine Wangen hinunter. So blieb er eine ganze Zeit lang liegen und schlief schließlich ein. Ein Angstschrei weckte ihn. Irritiert schaute er sich um. »Das war doch Marla, die Spitzmaus«, dachte er bei sich. Schnell erhob er sich und ging in die Richtung, aus der die Schreie kamen. Auf einer kleinen Lichtung entdeckte er Marla. Sie war bei der Futtersuche unaufmerksam und wurde von einer streunenden Katze überrascht. Die Katze war nicht sehr hungrig und machte sich ein Vergnügen daraus, Marla zu ärgern. Sie ließ

Marla immer wieder entfliehen, jedoch nur, um sie sogleich wieder mit ihren flinken Pfoten zu fangen. Marla war ganz verängstigt und wurde zusehends schwächer. Die anderen Tierkinder beobachteten das Geschehen, konnten ihr aber nicht helfen. Itzi fasste sich ein Herz und schlich näher an diese unheimliche Szene heran.

»Was soll ich nur tun«, dachte er bei sich. Er erinnerte sich an die Worte seiner Mutter: »Wenn dir Gefahr droht, rolle dich zusammen und stelle deine Stacheln auf und es wird dir nichts geschehen.« Das brachte ihn auf die rettende Idee. Als die Katze Marla wieder loslaufen ließ, rannte Itzi heran und warf sich auf Marla. Vorsichtig rollte er sich um sie herum und stellte seine Stacheln auf. Die Katze fauchte zornig auf: »Das wird euch gar nichts nützen, dann bekomme ich eben euch beide.« Wütend traktierte sie Itzi mit ihren Pfoten. Als dies nichts nützte, wurde sie immer wilder. Marla lag derweil geborgen unter dem sie schützenden Itzi. Ängstlich kuschelte sie sich an ihn. Schließlich versuchte die Katze, Itzi zu beißen. Dabei verletzte sie sich ihre empfindliche Nase. Beleidigt trollte sie sich davon und tat betont gleichgültig, als hätte sie einfach das Interesse verloren.

Begeistert stürmten die Freunde von Marla heran. Marla konnte ihr Glück gar nicht fassen. Bewundernd und auch etwas beschämt schaute sie zu Itzi auf. »Vielen Dank, dass du mich gerettet hast, ich hatte schon alle Hoffnung aufgegeben. Es tut mir Leid, dass ich dich ausgelacht habe. Willst du nicht mein Freund sein?« fragte sie Itzi. Nicht nur Marla, jeder wollte der Freund des mutigen Itzi werden. Itzi freute sich wie ein Schneekönig und konnte vor Begeisterung keinen Ton herausbringen. Seine neuen Freunde halfen ihm, den Dreck und die Blätter aus seinen Stacheln zu entfernen. Sie stachen sich dabei nicht nur einmal, doch das war ihnen jetzt egal. In Zukunft behandelten ihn alle mit Respekt und er durfte überall mitspielen.«

Die Geschichte gefiel Marius, Jonas und Tanja sehr. Die Erleichterung über den guten Ausgang der Geschichte war ihnen anzumerken. Jetzt sahen sie den Igel und seine Stacheln mit anderen Augen. »Manchmal ist es wichtig, sich zurückzuziehen, sich einzuigeln, um wieder neue Kraft zu sammeln und sich vor schlechten Einflüssen zu schützen«, erklärte Maufuzius. »Das können wir von dem mutigen Itzi lernen.« »Wenn ihr wollt, zeige ich euch die Igelübung von meinem Großvater«, schlug er vor. Zusammen übten sie, bis es Zeit war zum Abendessen, denn sie waren vom vielen Herumtollen sehr müde. Sie gaben gut auf ihren Igel Acht und brachten ihn im Frühjahr wieder zu dem Platz zurück, an dem sie ihn gefunden hatten. Die Trennung fiel ihnen allen sehr schwer. Nur der Gedanke, dass ihr Igel wieder bei seinen Freunden war, konnte sie trösten. Vielleicht war dieser Igel ja doch Itzi.

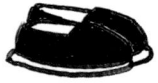

Der Igel rollt sich ein

Jetzt hast du einige Tiere und ihre Bewegungen kennen gelernt. Sie werden dir Spaß machen und sicher auch nützen. Manchmal ist es wichtig, die Krallen zu zeigen wie ein Tiger. Ein andermal probierst du vielleicht gerne deine wachsenden Kräfte, wie der junge Adler, der seine Flügel stärkt. Es gibt aber auch Situationen, in denen wir uns schwach oder müde fühlen. Dann kannst du von dem Igel lernen. Er rollt sich zusammen und zieht sich im Schutze seiner Stacheln zurück. Er ruht aus und wartet bis er neue Kräfte gesammelt hat. Diese Übung kannst du besonders gut im Bett machen, wenn du nicht einschlafen kannst oder völlig erschöpft von der Schule kommst.

Grundhaltung: Lege dich hin und rolle dich ganz locker zusammen wie ein Igel.

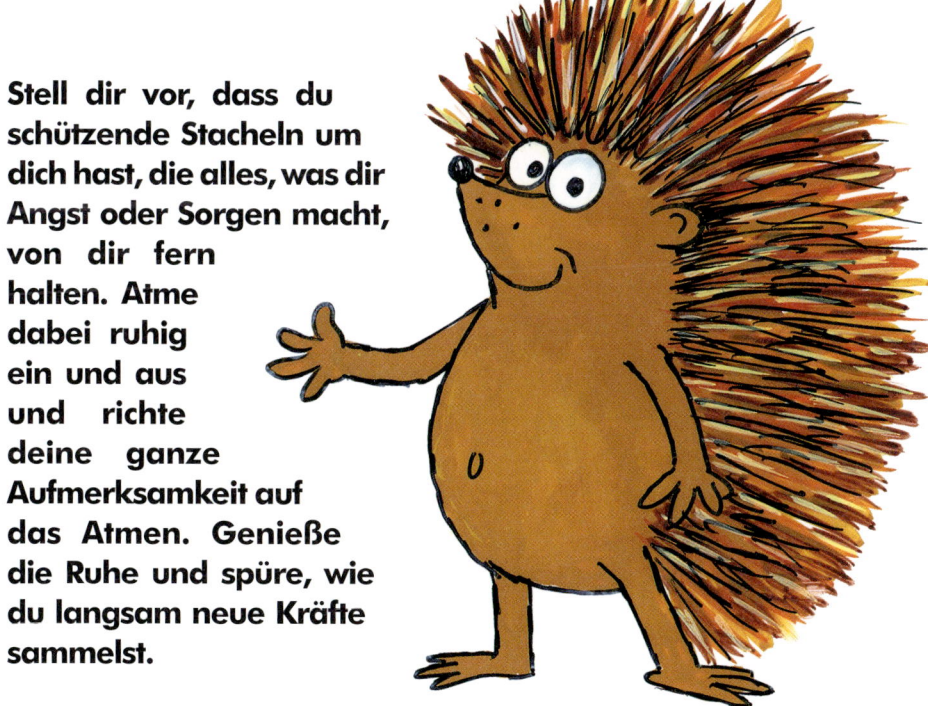

Stell dir vor, dass du schützende Stacheln um dich hast, die alles, was dir Angst oder Sorgen macht, von dir fern halten. Atme dabei ruhig ein und aus und richte deine ganze Aufmerksamkeit auf das Atmen. Genieße die Ruhe und spüre, wie du langsam neue Kräfte sammelst.

Bleibe in dieser Haltung solange du möchtest.

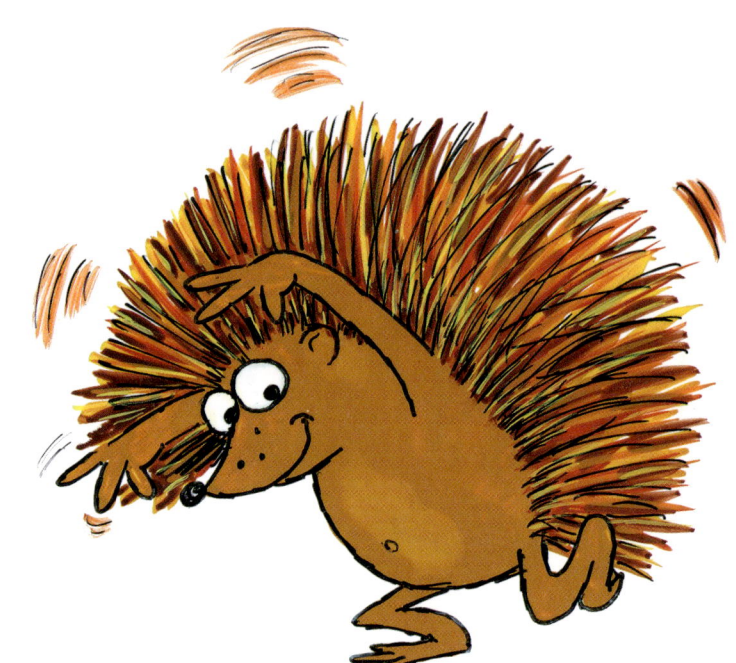

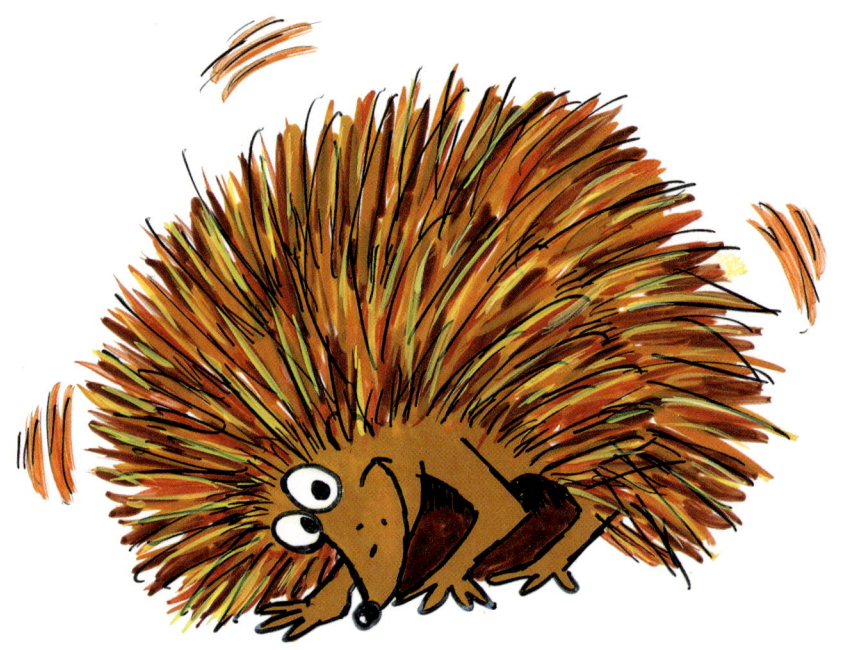

Die Reise durch den Urwald

Informationen für Eltern und Erzieher: Die Reise durch den Urwald ist eine Anregung, wie die einzelnen Tierübungen verknüpft werden können. Sie eignet sich besonders für größere Gruppen von Kindern, z.B. bei einem Kindergeburtstag oder im Kindergarten. Sie ist beliebig zu variieren und zu erweitern. Vorschläge der Kinder lassen sich sehr gut in die Reise integrieren. Beobachten Sie einmal, wie sich einzelne Kinder für bestimmte Tiere entscheiden und lassen Sie sie selbst die Bewegungen dazu erfinden. Sie werden überrascht sein von dem Einfallsreichtum, den sie entwickeln und dem Zusammenhang von Persönlichkeit und Bedürfnissen des jeweiligen Kindes und des gewünschten Tieres. Je mehr Erfahrung Sie entwickeln, umso leichter wird es Ihnen fallen, gezielt Vorschläge einzubringen, um Ihnen und den Kindern neue Erfahrungen zu ermöglichen.

Heute starten wir alle zu einer Expedition durch den Urwald. Es ist früh am Morgen und wir sind noch müde. Es herrscht Ruhe im Urwald und alle Tiere schlafen. Auch die Katzen liegen zusammengekauert auf der Erde. Die Sonne steigt höher am Horizont und die Insekten werden wach. Eine Hummel fliegt summend am Ohr der Katze vorbei:
Die Katze wacht auf.

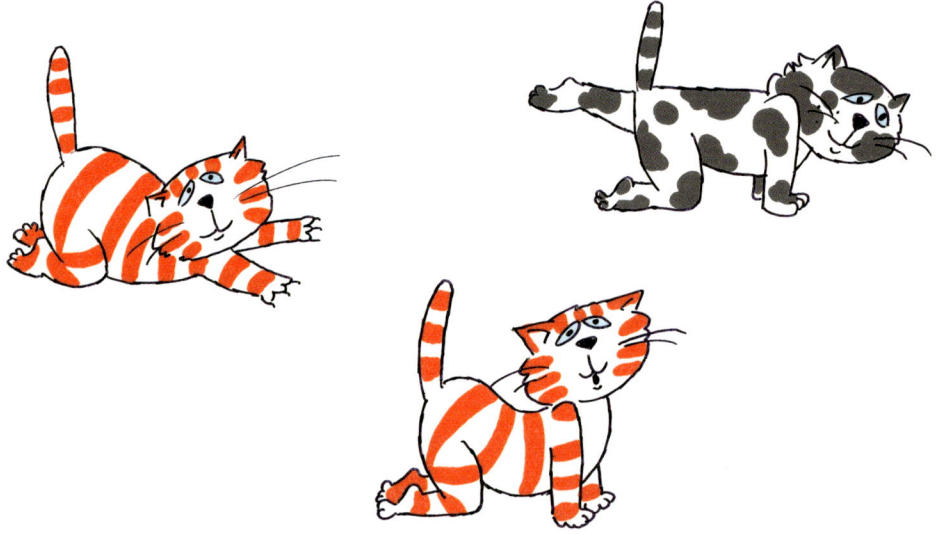

Zuerst wollen wir uns einmal im Urwald umschauen. Dazu ist es gut, auf einem Baum zu sitzen und als Eule alles zu überblicken:
Die Eule späht im Dunkeln.

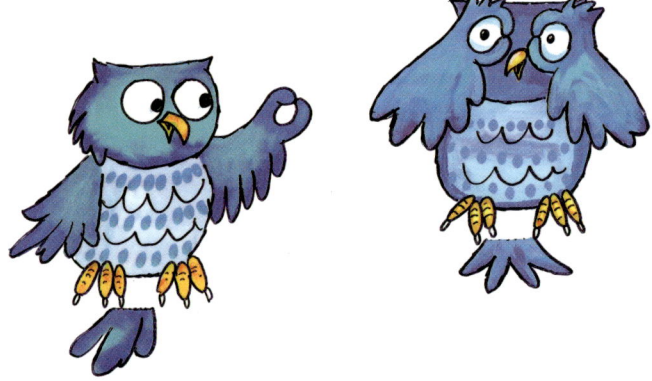

Als Eule sehen wir hoch oben am Berg ein Adlernest. Dort oben sitzen wir als junge Adler und schauen hinunter. Vorsichtig stehen wir auf, suchen uns einen stabilen Stand und krallen uns am Nest fest:
Der Adler erprobt seine Schwingen.

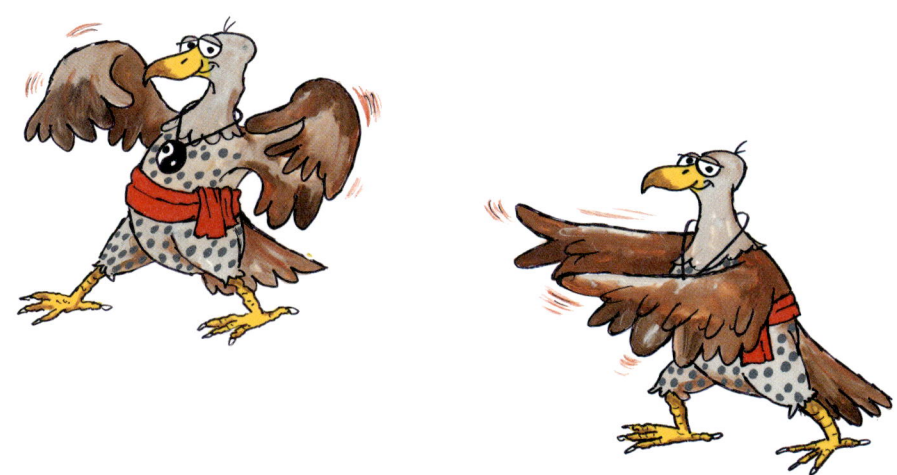

Als Adler schweben wir über dem Urwald und landen neben einem Tiger auf einer Lichtung. Als Tiger schleichen wir leise herum und ducken uns zum Sprung:
Der Tiger setzt zum Sprung an.

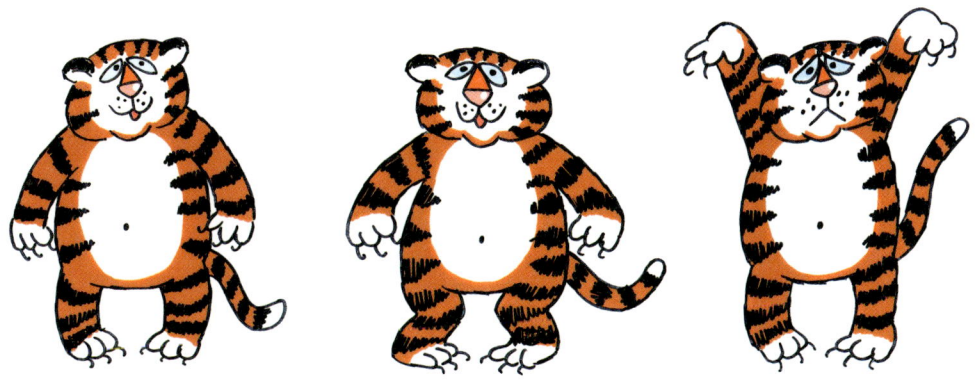

Der Tiger stört eine vorbeiziehende Schildkröte. Vom Tiger erschreckt, ziehen wir als Schildkröten unseren Kopf in den schützenden Panzer zurück. In der Ferne hören wir lautes Stampfen:
Die Schildkröte schaut vorsichtig aus ihrem Panzer und zieht sich wieder zurück.

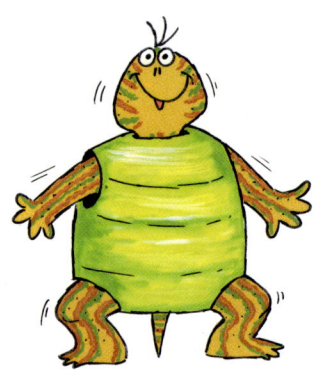
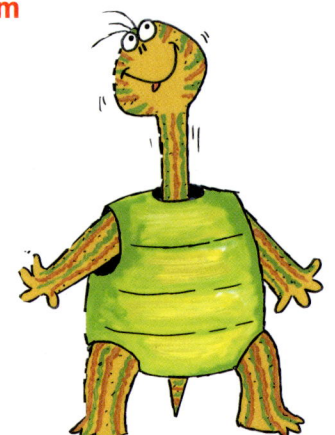

Als Herde von Elefanten stapfen wir an der Schildkröte vorbei zum Fluss und nehmen ein ausführliches Bad, erst im Fluss und dann im Sand:
Der Elefant nimmt ein Sandbad.

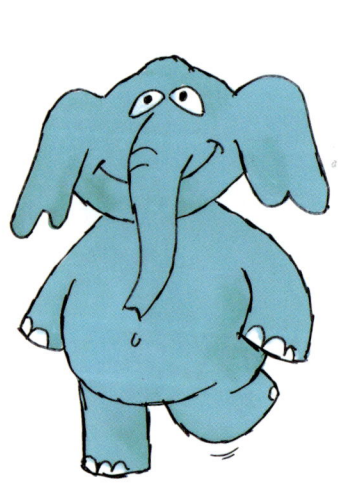
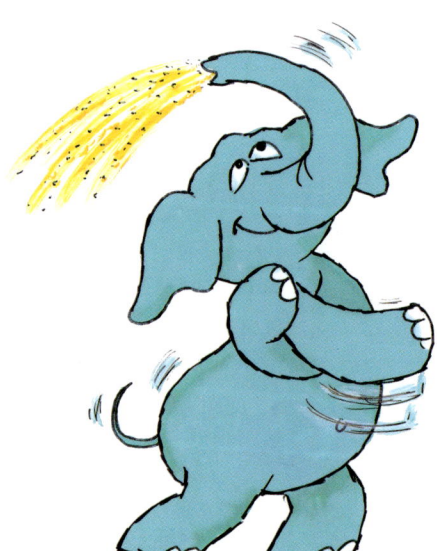

Am Wasser treffen wir den Storch. Als Störche wurden wir von den badenden Elefanten mit Sand bespritzt. Wir müssen uns die Flügel putzen:
Der Storch steht auf einem Bein und putzt die Flügel.

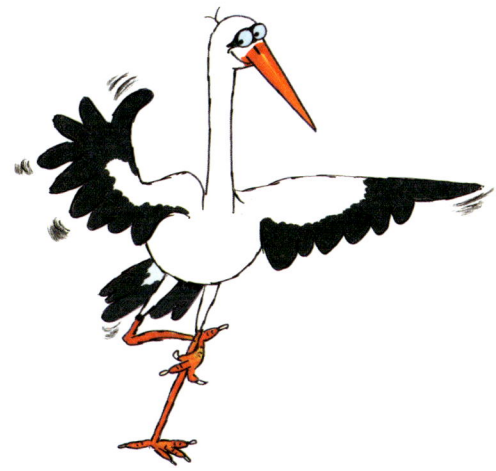

Im flachen Wasser stehen die Kraniche. Als Kraniche schreiten wir flügelschlagend durch das Wasser auf der Suche nach Nahrung:
Der Kranich schreitet mit Flügelschlag.

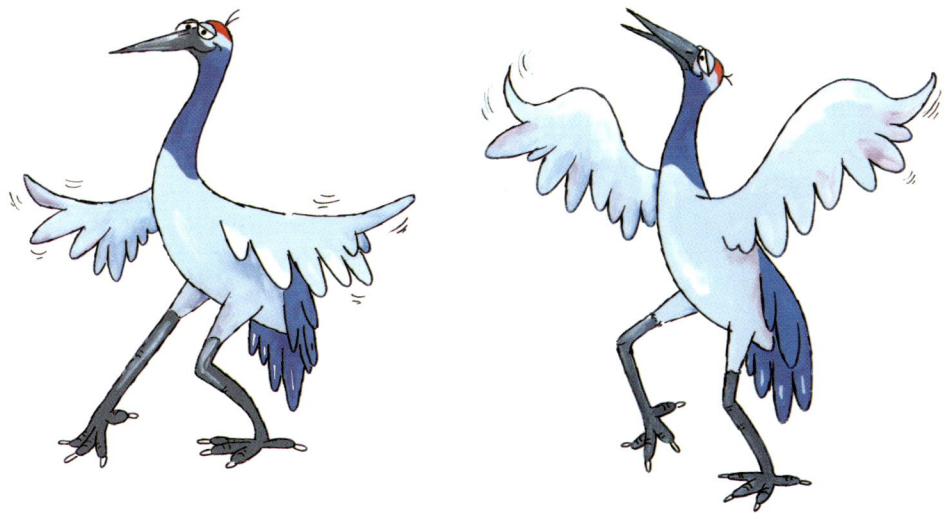

Die Kraniche werden von den Affen aufgeschreckt. Wir spielen als Affen am Boden, turnen in den Ästen, versuchen Bananen zu greifen und trommeln uns laut brüllend auf die Brust:
Der Affe hüpft herum und trommelt sich auf die Brust.

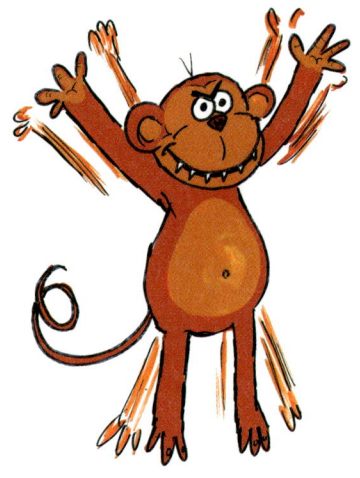
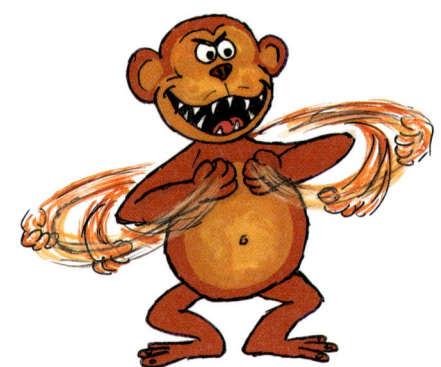

Danach ruhen wir uns im Schneidersitz aus. Die Affen werden von einem großen, brummenden Bär vertrieben:
Der Bär schaut um sich und wehrt den Feind ab.

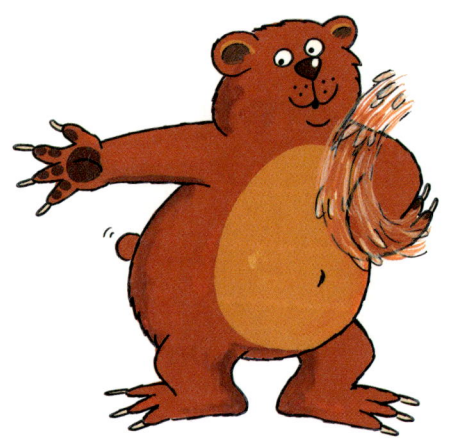
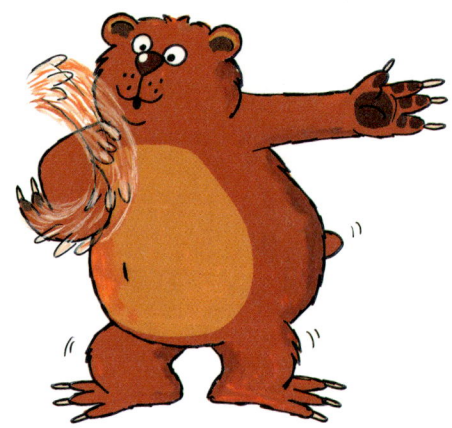

Vom Brummen des Bären aufgeschreckt, verschwindet die Schlange im Gebüsch. Als Schlangen streifen wir die zu eng gewordene Haut ab:
Die Schlange häutet sich.

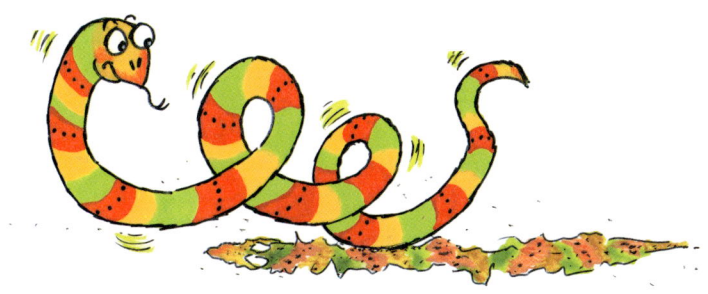

Als Igel fürchten wir uns vor der Schlange. Wir rollen uns zusammen und ruhen nach der langen Reise aus:
Der Igel rollt sich ein.

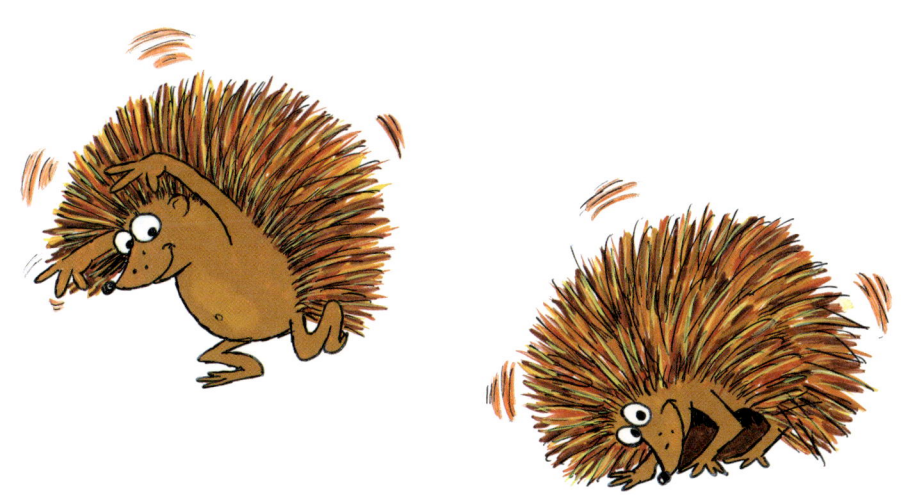

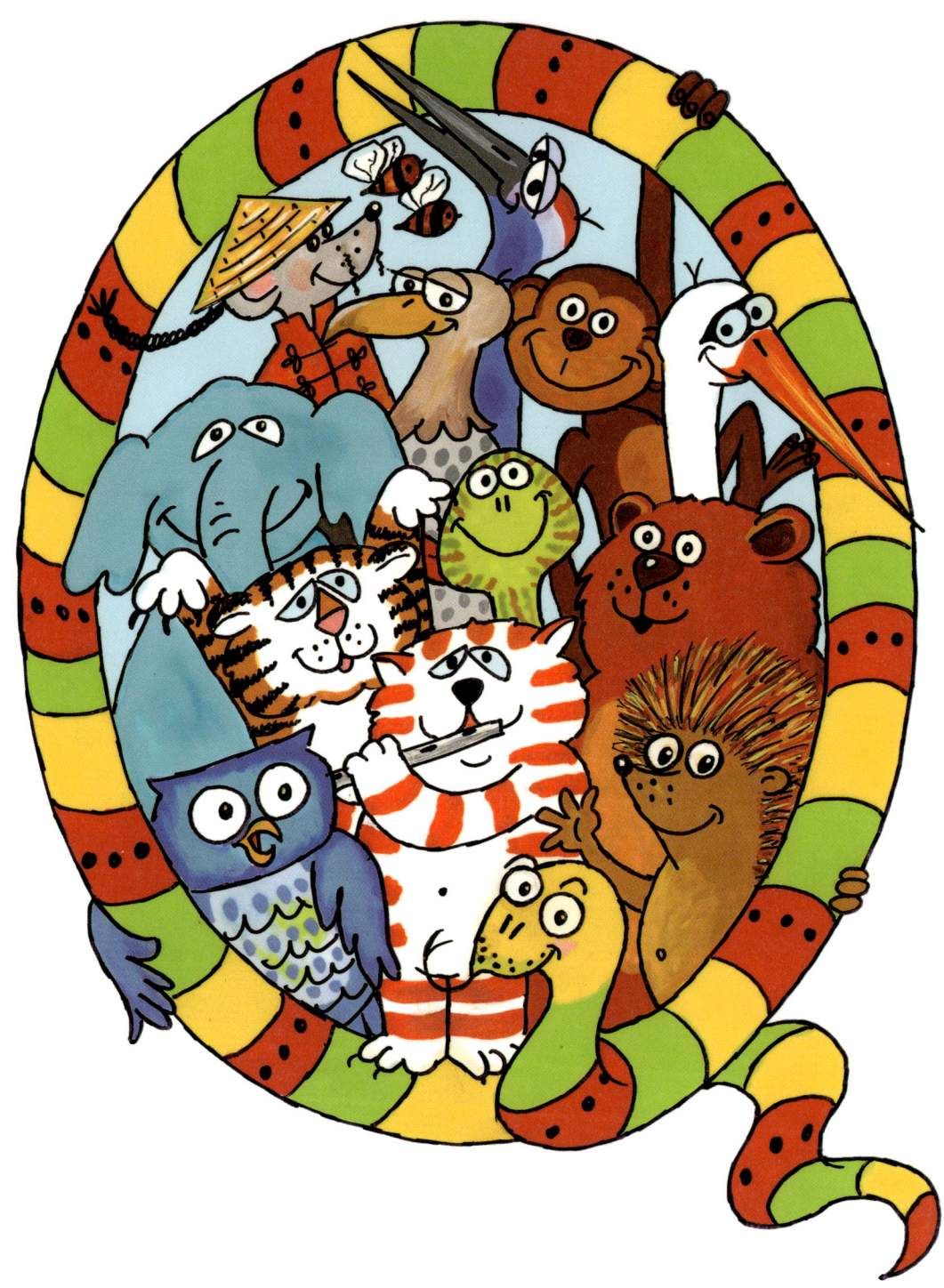

SPANNENDE KÖRPERÜBUNGEN FÜR KINDER

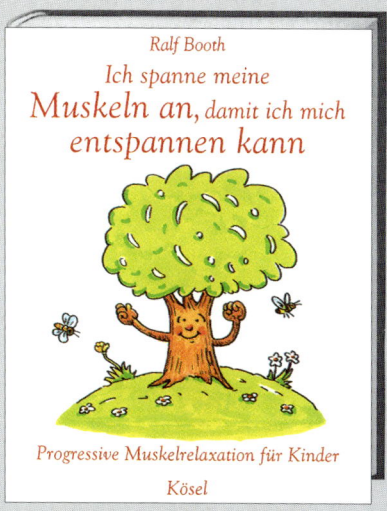

104 Seiten. Mit zahlreichen Illustrationen von Monica May und Memory-Karten zum Ausschneiden. Gebunden
ISBN 3-466-30436-9

Ein Praxisbuch für ErzieherInnen, LehrerInnen, Eltern und Therapeuten mit Geschichten, Liedern, Rätseln, Spielen und Memory-Karten.

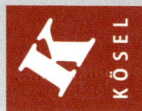

Kösel-Verlag München   online: www.koesel.de

AUTOGENES TRAINING MIT KINDERN

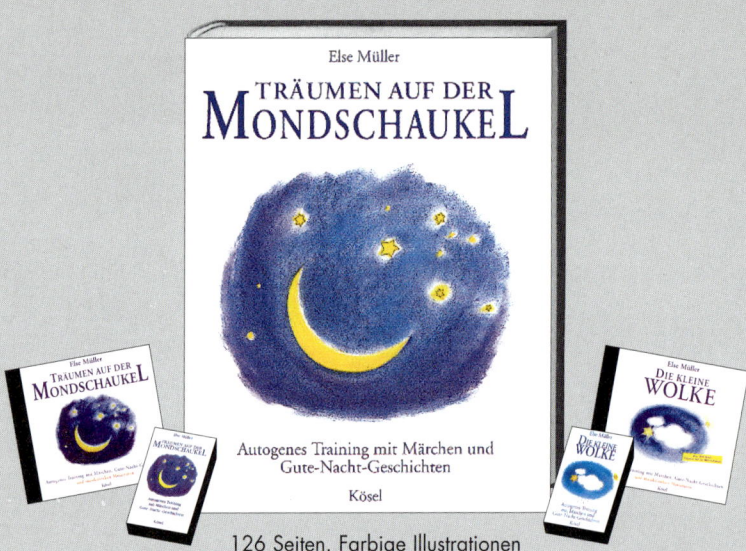

126 Seiten. Farbige Illustrationen
von Alice Meister. Gebunden
ISBN 3-466-30350-8
Einige der Geschichten sind auch auf CD und MC lieferbar.

Die Märchen dieses liebevoll gestalteten Buches eignen sich zum Vorlesen als Entspannungsgeschichten für lebhafte Kinder und als Gute-Nacht-Geschichten.

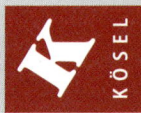

Kösel-Verlag München   online: www.koesel.de